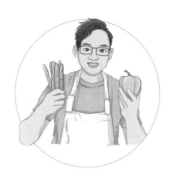

吃货博士

之

吃出好营养

主审

苏 瑾

主编

汪正园　臧嘉捷

上海科学技术出版社

图书在版编目（CIP）数据

吃货博士之吃出好营养 / 汪正园，臧嘉捷主编. --
上海 ： 上海科学技术出版社，2023.5
ISBN 978-7-5478-6163-9

Ⅰ. ①吃… Ⅱ. ①汪… ②臧… Ⅲ. ①营养卫生－通
俗读物 Ⅳ. ①R15-49

中国国家版本馆CIP数据核字(2023)第070434号

吃货博士之吃出好营养
主审　苏　瑾
主编　汪正园　臧嘉捷

上海世纪出版(集团)有限公司
上海科学技术出版社　出版、发行
(上海市闵行区号景路 159 弄 A 座 9F－10F)
邮政编码 201101　www.sstp.cn
上海普顺印刷包装有限公司印刷
开本 787×1092　1/16　印张 14.5
字数：150 千字
2023 年 5 月第 1 版　2023 年 11 月第 2 次印刷
ISBN 978－7－5478－6163－9/R·2753
定价：58.00 元

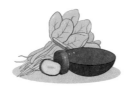

编写人员

主审

苏　瑾（上海市疾病预防控制中心）

主编

汪正园（上海市疾病预防控制中心）

臧嘉捷（上海市疾病预防控制中心）

副主编

董　晨（上海市疾病预防控制中心）

汪　源（上海市疾病预防控制中心）

王晓宇（上海市疾病预防控制中心）

陈佳杰（上海市杨浦区卫生健康促进中心）

编委

夏　雯（上海市疾病预防控制中心）

宋　琪（上海市疾病预防控制中心）

史泽环（上海市疾病预防控制中心）

陆　伟（上海市疾病预防控制中心）

曲梦影（上海市疾病预防控制中心）

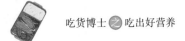
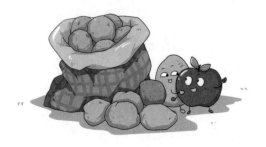

沈丽萍（上海市疾病预防控制中心）

孙　卓（上海市疾病预防控制中心）

买淑鹏（上海市疾病预防控制中心）

彭　慧（上海市嘉定区疾病预防控制中心）

许　东（上海市徐汇区疾病预防控制中心）

高善西（上海市奉贤区疾病预防控制中心）

陈　晓（上海市普陀区疾病预防控制中心）

宋　瑞（上海市徐汇区疾病预防控制中心）

王小卉（上海市嘉定区疾病预防控制中心）

科学顾问

孙晓冬（上海市疾病预防控制中心）

徐奕丽（上海市卫生健康委员会）

吴春峰（上海市疾病预防控制中心）

朱雯晴（上海市长宁区卫生健康委员会）

朱珍妮（上海市疾病预防控制中心）

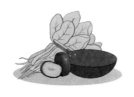

序 一

吃什么健康，怎么吃营养，是不是一直都困扰着您？《吃货博士之吃出好营养》这本书可以一次性为您解答所有困惑。作为一名专注于健康科普的专家，我非常高兴能够受邀为这本书作序，为广大读者推荐这本书。

我与本书的两位主编汪正园博士和臧嘉捷博士都比较熟悉。汪正园博士有近20年的营养科普和科研工作经历，先后获得了全国地方病健康教育先进个人、精诚奖——2021首届医生科普大赛（上海）十强选手、中国营养学会科学传播百名专家等奖项，2021年还参加了首届《健康脱口秀》节目，生动幽默地讲述了他和奶茶的特殊情缘，引起了一阵讨论"奶茶"的热潮。臧嘉捷博士也长期工作在营养科研和科普的第一线，带领团队发布了上海市首份居民营养健康报告，并获得上海卫生系统青年人才最高荣誉奖——银蛇奖三等奖。

阅读这本书后，我发现这本书最大的特点是，有科研的基础，有科普的精髓，用生动活泼、形象风趣、朴素自然的语言将居民最关心的营养问题和营养研究的前沿热点问题严谨、准确地展示出来。

人们的餐桌越来越丰富，各种慢性病也随之而来，并且越来越普遍，越来越年轻化。没有一个人不关心如何吃得健康，但获取知识的渠道太多，所谓"专家"们讲的营养，经常出现不一致，甚至彼此违背的情况，搞得大家一头雾水。这本书给出了营养必需的两个标准：健康和美味，并且以讲述小故事、小误区、健康谣言以及营养实践中真实案例的形式浅显易懂地阐述了如何通过

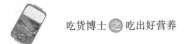

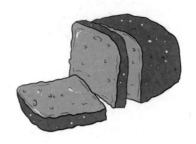

饮食科学,合理获得身体所需的营养,达到控制体重、预防疾病以及提高身体功能的目的。本书在注重健康的同时,也对部分食物的烹饪要点进行了阐述,在一定程度上解析了"营养的食物不好吃,好吃的食物不营养"这样的误区。不论你是什么年龄、健康状况,不论你想要什么样的身材,都可以在本书中找到合适的膳食模式和膳食指导。

为此,我非常乐意为您推荐这本书。不论您是为了自己,还是家人,全面了解营养相关知识及应用方法,总能让您的健康得到提升。学会应用这些营养学知识能够将您的情绪、容貌和健康保持在最佳状态。

最后,我要感谢作者和出版社的辛勤工作,让我们能够拥有这本优秀的营养科普书籍,希望本书能够成为广大读者营养科学学习和生活指导的有力工具。

王 彤

上海市健康促进委员会办公室副主任

上海市卫生健康委员会健康促进处处长

中国医师协会人文医学专委会副主任委员

2023 年 4 月

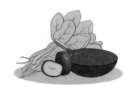

序 二

　　为提升国民健康状况,解决营养不足与过剩并存、营养相关疾病多发、健康生活方式尚未普及等问题,2016 年中共中央、国务院印发《"健康中国2030"规划纲要》,提出推进全民健康生活方式行动,从小抓起,普及健康科学知识。2017 年国务院办公厅印发的《国民营养计划(2017—2030 年)》,更是强调要"提升营养健康科普信息供给和传播能力,采用多种传播方式和渠道,定向、精准地将科普信息传播到目标人群。发挥媒体的积极作用,坚决反对伪科学,依法打击和处置各种形式的谣言,及时发现和纠正错误营养宣传,避免营养信息误导"。

　　2021 年首次中国居民营养健康知识知晓率调查显示,上海市居民营养健康知识知晓率为 37.5%,居全国第一,我国居民对于营养健康知识的正确掌握还有很大的缺口。《吃货博士之吃出好营养》这本科普图书就是在这样的背景下产生的,上海市疾病预防控制中心营养健康团队及多位资深营养专家、健康教育专家结合十多年的宣传心得和体会,用大家听得到、听得懂、听得进的方式,为大众提供简单易操作的营养解决方案,一站式服务。

　　全书共五章,从饮食与体重控制、食物营养特点和搭配、营养和慢性病防控、营养保健、人生不同阶段营养误区及特点等方面,趣味性地普及合理膳食,从实际生活出发,解答公众最常见、最关心的营养问题,力求用最朴实的语言指导公众吃得安全、吃得营养、吃得享受、吃得健康,实现安全、营养、享受、健康、科学的大营养观。

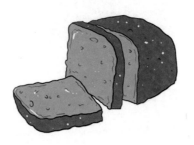

　　本书的出版能够为广大读者提供正确、科学的营养健康知识，简单、易上手的解决方案，为促进营养改善、提升居民营养素养和营养健康状况提供帮助。让"每个人都是自己健康的第一责任人"的理念深入人心。

付　晨

上海市疾病预防控制中心主任

2023 年 4 月

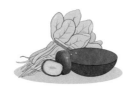

前 言

问：减肥可以不饿肚子吗？

吃货博士：当然可以，毕竟吃饱了才有力气减肥嘛。

问：可以吃烧烤吗？

吃货博士：当然可以，只要搭配巧，烧烤营养好。

问：可以喝奶茶吗？

吃货博士：当然可以，奶茶能续命，一周续一次。

问：真的假的？

吃货博士：100%保真。

不知道从什么时候开始，"好吃的食物不营养，营养的食物不好吃"这句话变得深入人心。作为一名营养学"吃货"博士，每次看到这样的说法我都感到痛心。没有坏食物，只有坏搭配。没有难吃的食物，只有不好的烹饪方式。为了帮助读者更好地了解营养学知识，甄别营养谣言，从而选择营养、健康的生活方式，本书特别将大众关注的营养问题，按照不同类别进行了整理。

本书共分为5章，每一章都聚焦于一个特定的主题。第一章"吃出好身材"，主要介绍了如何通过科学的饮食计划来塑造理想的身材，探讨了不同减肥膳食模式的优劣，并提供了一些实用的减肥建议，不管你是肉食主义者，还是杂食主义者，总能在书中找到适合你的体重控制方式。第二章"吃出好味道"，深入探讨了常见食物（包含主食、蔬菜、水果、动物性食物、奶、豆和调味品等）和营养需求之间的平衡，介绍了如何通过选择合适的食物来实现口感、

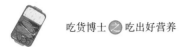
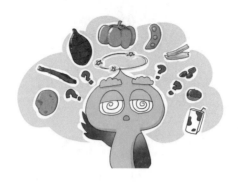

营养和健康的完美结合。第三章"吃出好身体",主要关注如何通过科学的膳食安排来达到预防慢性病、提高免疫力、预防癌症等目标,还介绍了对不同健康状况的人表现友好的食物或营养素。第四章"吃出好未来",介绍了一些新的营养概念和研究成果,探讨了保健食品的作用、陷阱和新资源及新研究方向,其中包含目前最有希望成为"长生不老密码"的保健品信息。最后一章"吃出好人生",深入探讨了从人之初(婴幼儿)到"夕阳红"(老年人)的饮食需求、特点和误区,提供了较为全面的营养建议。

本书旨在为读者介绍营养学方面最实用的知识,并探讨了一些热门话题,以帮助读者更好地了解饮食和身体健康的关系,并提供切实可行的解决方案。我们希望通过对本书的阅读,您能够更加清晰地认识到饮食对健康的影响,了解到"美食"和"营养"其实并不相悖,并能够根据自身需求,选择合适的食物和饮食模式,享受更健康的生活。

祝愿您阅读愉快,吃得健康!

汪正园

2023 年 4 月

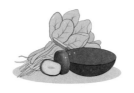

目 录

第一章
吃出好身材

第二章
吃出好味道

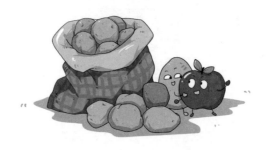

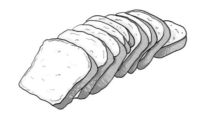

第三章
吃出好身体

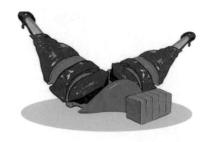

第四章
吃出好未来

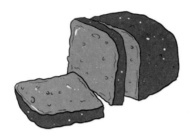

第五章
吃出好人生

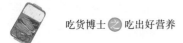
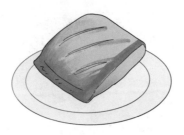

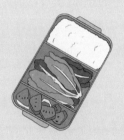

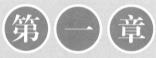

第一章

吃出好身材

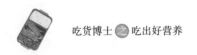

三个指标，简单判断身材是否"合格"

所有人都希望自己能有好身材。那么问题来了，你真的知道什么是"好"身材吗？学会这 3 个简单的指标，就可以快速判断体形好坏啦！

1. 最常用指标：身体质量指数

身体质量指数（Body Mass Index，BMI）是一个适用于大多数人的指标，计算方法很简单：

$$BMI = 体重（千克）/ 身高（米）^2$$

亚洲人体型相对较小，因此相对于世界卫生组织（WHO）的 BMI 标准，我国制定的参考标准更为严格一些。

BMI 参考标准

参考标准	体重过低	正常范围	超重	肥胖
世界卫生组织标准	<18.5	18.5~24.9	≥25	≥30
中国参考标准	<18.5	18.5~23.9	≥24	≥28
肥胖相关疾病发生风险	低（但其他疾病发生风险增加）	平均水平	增加	重度增加

BMI 过高，有可能出现肥胖相关问题，如心脏病、卒中、糖尿病、胆囊疾病、睡眠呼吸暂停综合征、骨关节炎等。BMI 过低，说明体重过轻，可能会造成机体免疫力下降、骨质疏松症、贫血等，女性还可能会出现闭经。

大家越觉得肥胖不好，就越追求瘦。对在校大学生的调查发现，每 5 名大学生中就有 1 位体重过轻，其中女生占 1/3。即便如此，仍有 1/3 体重过轻的女大学生认为自己偏胖。所以，如果 BMI 已经偏低，就不要再减重了，可以通过运动塑造更佳的体形。

2. 反映中心性肥胖的指标：腰臀比

中国人最普遍的肥胖类型是中心性肥胖，"啤酒肚"就是其中最典型的一种。腰臀比（Waist-to-Hip Ratio，WHR）是反映中心性肥胖的常用指标，计算方法也很简单：

$$WHR＝腰围／臀围$$

测量腰、臀围只需要一把卷尺，腰围是在脐上 1 厘米的位置水平绕一圈；臀围是在臀部向后最突出的位置水平绕一圈，卷尺应与腹部/臀部尽量保持贴合，然后读取并计算数值。正常腰臀比为女性≤0.85、男性≤0.9，在健康范围内，比值越小，越健康。

对肥胖的评估而言，WHR 比 BMI 更为准确。腰围大，表明脂肪存在于腹部，这是很危险的肥胖信号。臀围大，表明下身肌肉发达，对健康有益。腰臀比过高可能会导致糖尿病、高血压、血脂异常、脂肪肝等。

3. 让脂肪"无处遁形"的指标：体脂率

体脂率（Body Fat Percentage，BFP）是指人体内脂肪的质量在总体重中所占的比例，反映人体内脂肪含量的多少。对大多数成年人来说，体脂率的正常范围是女性 20％～28％，男性 15％～20％，若体脂率过高，超过正常值的 20％以上可视为肥胖。

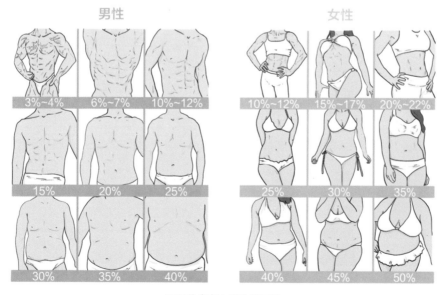

不同体脂率人群体形示意

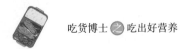
体脂秤是目前测量体脂最常用的方法。目前市面上的体脂秤价格差异较大,且不同产品的稳定性不同。家用体脂秤价格便宜,可用于监测日常体脂率的变化趋势,宜在空腹状态下每天固定时间测量。

节食减肥，当心越饿越胖

近年来,从"A4 腰""直角肩""天鹅臂",到"反手摸肚脐""锁骨放硬币"……瘦已成为时尚的代名词,然而很多人减肥并非为了健康,而是盲目追求所谓的时尚。网络上也不断涌现"GM 减肥法""循环碳水减肥法""16＋8 轻断食减肥法""21 天减肥法"等各种以节食为核心的减肥方法。

 节食减肥真的有用吗

减肥方法千万条,控能第一条,也可以简单理解为节食第一条。合理节食是最高效的减肥方法。《中国超重肥胖医学营养治疗指南(2021)》推荐的第一个医学减重方法就是限能量膳食,简单来说就是节食、少吃。

 为何有人节食减肥却越饿越胖

1. 减肥初期

在减肥初期,人们通过节食减肥往往能取得不错的成效,但其实这时的体重下降更多的是由于体内水分的流失,而不是脂肪的燃烧。所以人们会发现,但凡多吃一点食物,甚至喝水,都有可能导致体重反弹。

2. 减肥后期

长期过度节食可能会导致体内血糖供应不足,身体不得不分解肌糖原以维持血糖浓度;同时伴随肌肉的大量流失,进而降低基础代谢率,减少能量消耗以维持机体正常运作,避免能量消耗殆尽。另外,若长期过度节食,机体会长期处于饥饿状态,进食时身体就会自发储备能量以应对下一次饥饿来临,食物更容易被转化为脂肪储存。

很多人停止节食后体重很快就反弹了,这就是"越饿越胖"的原因。减肥者错误节食未果,反倒怪起科学的方法来,这不是是非颠倒了吗?

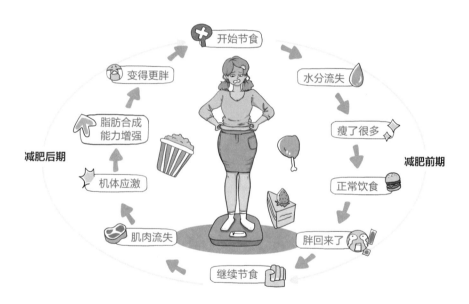

科学节食该怎么做

《中国超重肥胖医学营养治疗指南(2021)》推荐"节食",也就是限能量膳食,是指在目标能量摄入的基础上每天减少能量摄入 500～1 000 千卡(2 093～4 186 千焦),即成年男性每日摄入能量控制在 1 200～1 400 千卡(5 023～5 860 千焦),成年女性控制在 1 000～1 200 千卡(4 186～5 023 千焦)。

简单地说,就是在推荐摄入量的基础上少吃 1/3 的食物。当然,减少的食物以谷薯类、动物性食物、烹调油等高能量密度食物为主,蔬菜、水果等食物不可减少。

一日食谱参考

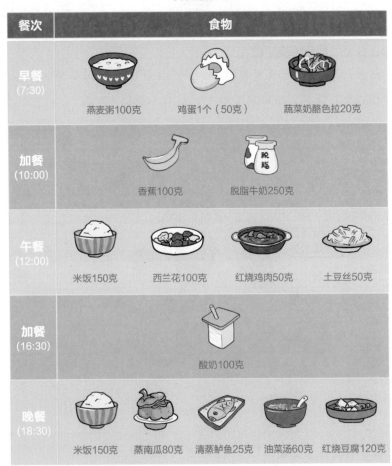

餐次	食物
早餐 (7:30)	燕麦粥100克　　鸡蛋1个（50克）　　蔬菜奶酪色拉20克
加餐 (10:00)	香蕉100克　　脱脂牛奶250克
午餐 (12:00)	米饭150克　　西兰花100克　　红烧鸡肉50克　　土豆丝50克
加餐 (16:30)	酸奶100克
晚餐 (18:30)	米饭150克　蒸南瓜80克　清蒸鲈鱼25克　油菜汤60克　红烧豆腐120克

注:适合有减重需求的健康成年人。

　　总而言之,节食对减肥人群来说是个"宝",但不代表这也不吃、那也不吃,更不代表简单粗暴地一整顿都不吃,而是各种食物摄入量均衡地减少。

减肥 ≠ 不吃主食

不知从什么时候开始,大家把肥胖的原罪归结为主食,谣传不吃主食的减肥方法。仔细观察会发现,身边那些不吃主食减肥的人,会喝可乐、奶茶、吃面包、蛋糕……他们很难瘦下来。这是为什么呢?主食表示:我到底做错了什么?

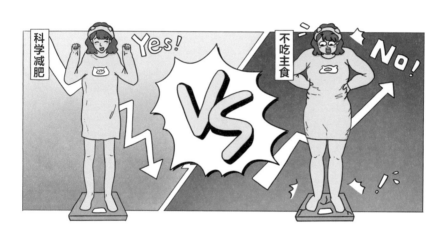

 不吃主食,减肥效果真的更好吗

理论上讲,不吃主食的目的是减少碳水化合物摄入,从而降低胰岛素水平,身体燃烧储存的脂肪供能,让身体消耗更多脂肪,以实现减肥目的。但是,机体调用脂肪进行分解代谢的同时也会产生酮体,对身体有害。

那我们如何在保证碳水化合物摄入适宜的情况下,达到减肥目的呢?

碳水化合物分 3 种

碳水化合物作为三大产能营养素之一,是最廉价也最高效的能量来源。

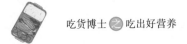

碳水化合物可以分为 3 种,即淀粉类、糖类及纤维类。

- 淀粉类:典型的食物是面包、米饭、面条和土豆等。
- 糖类:主要指添加糖,包括碳酸饮料、糖果、蛋糕和饼干等精制加工食品。
- 纤维类:指来自水果和蔬菜的膳食纤维。

 不同碳水化合物提供的能量不同

淀粉类和糖类被人体消化后会转化为单糖(如葡萄糖)为人体供能。若这类碳水化合物摄入过多,多余的葡萄糖就会被转化为脂肪,堆积在身体里,导致发胖。而纤维类碳水化合物不同,其不产生或仅产生少量能量,不仅可以延长胃排空时间,让人感到饱腹,还有益于牙齿和牙周健康,同时对肠道有益。

 "快碳水"要少吃,"慢碳水"可多吃

划重点! 碳水化合物释放能量越快,升血糖越高,促使胰岛素分泌越多,就越不健康。不同主食由于成分的差异,碳水化合物释放能量的速度也有差异,三类碳水化合物的速度排序是糖类>淀粉类>纤维类,总体来说,精制米面快于全谷物或粗粮、杂粮。

因此,减肥要限制摄入的碳水化合物不是主食,而是碳酸饮料、糖果、蛋糕和饼干等精制加工食品。

 减肥要科学吃主食

主食可以采用"碳水替代法"减少精制碳水化合物摄入,如:用糙米饭、藜麦饭代替白米饭,用燕麦粥代替大米粥,用薯芋类代替白馒头,等等。

总之,"减肥=不吃主食"绝对是谣言,少吃碳水化合物对减肥是有利的,但应限制的主要是含添加糖的加工食品。

吃牛油果减肥，靠谱吗

随着减肥风潮的盛行，很多食物都走上减肥"网红"之路。牛油果就在一众水果中脱颖而出，成为很多减肥人士争相购买的"减肥圣果"。牛油果真有这么神奇吗？

牛油果又被称为鳄梨，它的营养成分到底怎么样？只讲数字太枯燥，我们拿一碗白米饭和它对比看看。

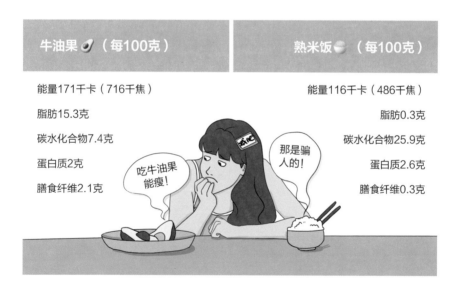

牛油果（每100克）	熟米饭（每100克）
能量171千卡（716千焦）	能量116千卡（486千焦）
脂肪15.3克	脂肪0.3克
碳水化合物7.4克	碳水化合物25.9克
蛋白质2克	蛋白质2.6克
膳食纤维2.1克	膳食纤维0.3克

对比米饭，发现它有"三高"。

1. 高脂肪

100克牛油果中含有15.3克脂肪，高脂肪使牛油果有较强的饱腹感，这是其能进入"减肥食谱"的重要原因。牛油果的脂肪含量甚至已经超过了一些肉类。例如，100克羊肉、猪肉分别含脂肪约14克。然而，肉类中的脂肪以饱和脂肪酸为主，而牛油果以不饱和脂肪酸为主。

饱和脂肪摄入过多会增加血栓、心脑血管疾病的发生风险，而不饱和脂

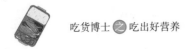

肪对人体有着积极的作用,如调节血脂、降低血黏度等。《中国居民膳食指南(2022)》要求,脂肪供能应占膳食总能量的20％～30％,饱和脂肪酸供能应低于膳食总能量的10％,即摄入的脂肪应以不饱和脂肪酸为主。

2. 高膳食纤维

膳食纤维绝对是减肥人士的福音,成年人每日应摄入膳食纤维25～30克,膳食纤维具有延缓葡萄糖吸收、清肠通便、降低甘油三酯和胆固醇等功效。牛油果与米饭、其他水果相比,是绝对的"高膳食纤维"食物,这也是牛油果有助于减肥的另一个重要原因。但它跟某些蔬菜相比,还是"弱爆了"!膳食纤维最好的食物来源仍然是蔬菜,每天吃500克新鲜蔬菜,就离健康曼妙的身材不远了。

3. 高能量

虽然牛油果饱腹感强,但高脂肪最直接的后果就是高能量。因此,在能量普遍较低的水果中,牛油果可以说是"鹤立鸡群"了,其能量是一般水果的3倍左右。所以减肥人群应适量食用牛油果,如果天天吃,或者一顿吃3个牛油果,当心越减越肥!

 减肥人群该怎么吃牛油果

牛油果并不符合减肥食谱中所需的"低能量",更不能代替主食,所以我们无需"神化"其作用。从营养成分来看,牛油果是典型的高脂肪、高膳食纤维、高能量水果,并具有强饱腹感。在减肥时,可将牛油果作为高能量食物的替代,如用新鲜牛油果代替面包果酱、用牛油果奶昔代替含糖酸奶等。

吸烟抑制食欲,那能减肥吗

俗话说"饭后一支烟,赛过活神仙"。老烟民都有饭后点支烟的习惯,甚至觉得饭后吸烟比平时更加惬意。其实，这可能和吸烟能抑制食欲有关，饭后吸烟更能带来饮食的满足感。吸烟抑制食欲主要有两个原因：一是烟草中的烟碱、尼古丁等物质会抑制人体大脑的饥饿中枢；二是长期吸烟的人味觉缺失，吃东西无法有效刺激大脑的食欲中枢，从而导致食欲减退。大家也许会问，吸烟能抑制食欲，那不是正好能减肥吗？这个说法看似有点道理，但事实果真如此吗？

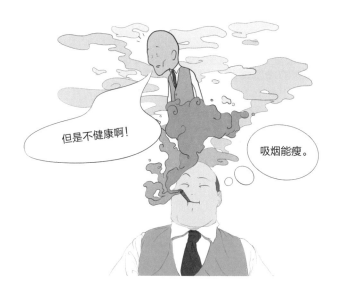

真相：吸烟人群"不瘦反胖"

吸烟人群虽然膳食质量较差，但总能量摄入却一点都不逊色于非吸烟人群。这种看似与理论相悖的情况是怎么发生的呢？吸烟者由于味蕾退化、味觉下降，更倾向于选择对味觉刺激更明显的食物，如油炸、高盐、高糖食物及酒类等高能量食物。这就是有些人吸烟之后不仅没有瘦，反而变胖了的原因。为了保持身材而吸烟减肥，是非常不可取的，相比于肥胖，吸烟的健康危害更大。尼古丁会促使脂肪堆积，引发胰岛素抵抗，最终增加代谢综合征和糖尿病的发生风险。

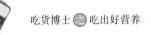
 吸烟不能减肥,那戒烟能吗

发现吸烟减肥不可行后,有人就开始戒烟,可是戒烟后体重却增加了,这是为什么呢?原因可能与尼古丁的戒断反应有关。一方面,戒烟遏制了烟草中尼古丁等的摄入,会导致饥饿感明显,食欲大振;另一方面,很多人戒烟期间为转移注意力,会选择糖果、零食、坚果等作为替代品,摄入这些食物很容易导致发胖。

 烟草和二手烟会降低机体抗氧化水平

烟草除影响总能量摄入,进而影响体形外,还对体内抗氧化营养素水平有较大影响。一方面,主动和被动吸烟都会导致血清中 β 胡萝卜素、维生素 C、维生素 E、锌和硒等抗氧化营养素的大量消耗;另一方面,吸烟者饮食中蔬菜、水果等味道清淡但富含抗氧化营养素的食物摄入量较低,增加了主动和被动吸烟者患慢性病的风险。

由此可见,吸烟不但无法达到减肥目的,还会损害健康;不仅损害自身健康,还会对周围人的健康产生不利影响,实在得不偿失。

代餐减肥好,但代餐食品不一定靠谱

减肥最重要的是管住嘴,管住嘴的要点是什么呢?是能量少摄入,同时维生素和矿物质还不能少。听起来很复杂,营养专家都不一定算得清这"既要少,又不能少"的摄入量。商家的嗅觉总是最灵敏的,打着"好吃、控能、营养均衡"旗号、琳琅满目的代餐食品便应运而生,一夜之间火遍大江南北。那么,你知道什么是代餐食品吗? 你买的代餐食品是真的吗?

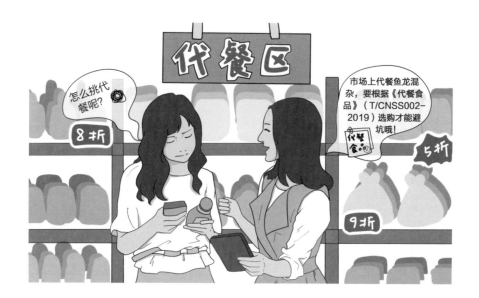

何为代餐食品

根据团体标准《代餐食品》(T/CNSS002－2019),代餐食品是指为满足成年人控制体重期间一餐或两餐的营养需要,代替一餐或两餐,专门加工配制而成的一种控制能量食品,常见的有代餐粉、代餐饼干和代餐奶昔等。长期食用代餐食品者每日能量摄入不少于 800 千卡(3 349 千焦),蛋白质不少于50 克。

代餐食品市场鱼龙混杂

很遗憾,上述标准只是一个团体标准,并不具有法律约束力,所以目前市场上的代餐食品鱼龙混杂。2020 年,上海市疾病预防控制中心从某电商平台购入该平台销量和知名度综合排名靠前的 15 种代餐食品,招标第三方检测机构对样品进行预处理和检测。结果显示,15 种代餐食品的营养成分非常随意,与团体标准比较,代餐中大部分营养素含量都不达标,其中铁和叶酸含量只有 1 个样品是合格的,维生素 C、钙和膳食纤维含量合格样品也只有 2 个。

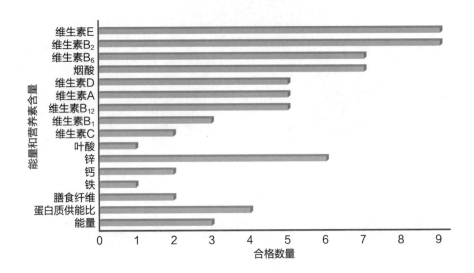

合格代餐食品的优势

1. 三大产能营养素配比合理。选用低血糖生成指数(GI)食物作为碳水化合物原料,既不会使血糖急剧升高,又可延缓饥饿;调整脂肪比例,以不饱和脂肪酸为主;富含优质蛋白质,利用率高。

2. 富含膳食纤维,增加饱腹感、减缓胃排空、减少肠道内葡萄糖吸收。

3. 富含微量元素,可预防必需营养素不足引发的疾病。

4. 多采用"份"作为每次食用的单位,比自己动手烹饪更易控制和计算每日能量及营养素摄入量。

食用代餐食品的 3 条建议

1. 不宜全天只吃代餐食品。只吃代餐食品会减少进食时牙齿、口腔及消化道的运动,易出现相关退行性改变。

2. 不宜长期食用代餐食品。这样会导致其他食品摄入减少,食物多样性降低,容易出现特定营养素缺乏;天然食品中活性成分(如植物甾醇、白藜芦醇、抗炎症因子等)的摄入也会大幅减少。

3. 孕妇、哺乳期妇女、儿童、老年人等特殊人群不宜食用代餐食品。这些人群所需的营养素与普通成年人不同,代餐食品中一般并无额外添加。

吃饭三心二意,当心发胖

在这个"颜值即正义"的时代,减肥似乎是永恒的话题。想控制体重,管住嘴很重要,但这可不仅仅意味着少吃,"不专心"吃饭也可能导致肥胖。

 "不专心"吃饭危害多

当前,快节奏的生活使人们进食仓促,很多时候甚至是靠潜意识和习惯进食。如果进食时注意力不集中,同时还在思考工作、房贷等其他事情,身体的所有感觉器官离开了食物本身,人们就可能选择不健康的食物,也容易忽视自己的饱腹感,导致吃多,甚至暴饮暴食。长此以往,就会导致超重和肥胖,甚至引起糖尿病和高血压等慢性病。

 静下心来,更利于减肥

静下心来,用心去感受食物,专注于进食的体验,增强进食时的注意力,以降低摄入不健康食物和暴饮暴食的概率,进而控制体重。研究表明,肥胖患者在尝试专注饮食12周后,平均体重下降了4千克左右。

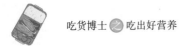

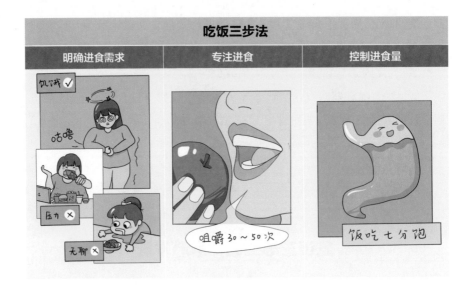

吃饭三步法		
明确进食需求	专注进食	控制进食量

咀嚼 30～50 次

饭吃七分饱

 科学"吃饭三步法"

1. 确定饥饿是进食的第一原因

吃了上顿还没饿就开始吃下一顿,你不胖谁胖?对吧?不满意自己身材的你想一想,上次感受到饥饿是多久以前,如果最近三天甚至更久,你都没有感受过饥饿,那么"恭喜"你,你的体重又要上涨了。所以,应确定让你决定进食的原因是饥饿,而不是压力、无聊或其他因素。如果不饿,就不要吃;先感受到饥饿,后决定进食的顺序不能乱。

2. 专注进食,"正念"饮食

全身心地投入进食过程中,用心感受食物的美好,专注于进食、咀嚼,体会对食物的渴望、身体的反应、进食时的感觉等。专注进食,除可以满足口腹之欲外,还带有心灵疗愈的作用,用心感受进食,可以暂且忘却身边的烦恼。

3. 细嚼慢咽,控制进食量

每一口食物最好咀嚼 30～50 次。吃饱的信号传递到大脑需要 20 分钟左右,细嚼慢咽延长用餐时间,刺激饱腹神经中枢,及时反馈给大脑"饱了"的信号,可以让人较早出现饱腹感而停止进食。进食量过多、过少都对人体健康不利,所以要保证进食量是真正需要摄入的量,也就是常说的"吃饭七分饱"。

在越来越快的生活节奏中,大家可以将"进食"当作放松身心的方式,放缓工作和生活的节奏,回归内心真正的需求,并专注于将其实现,真正感受食物的美好,进而更健康地生活。

（扫码看视频）
吃货博士一人食　　合理膳食好营养

熬最深的夜，长最厚实的肉

"双十一"刚过去,熬夜购物都没买到合身衣服的赵小胖终于决定减肥了。她不仅坚持每天控制饮食,还积极参加各种体育活动。可一个月过去了,她的体重依然"稳如泰山",丝毫没有下降的趋势。这到底是为什么呢?原来,小胖是个网游狂热粉,最近她天天熬夜组队打游戏,不到天亮不罢休。

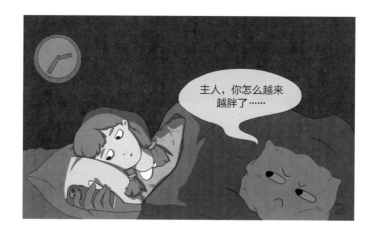

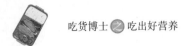
小胖减肥失败的原因终于找到了，那就是睡眠不足。睡眠不足是减肥路上的"绊脚石"之一。

睡眠不足导致肥胖的机制

熬夜的人更有可能会减肥失败，因为他们往往有吃夜宵的习惯，这样就算白天有意识地控制了食物摄入，夜宵也会让白天的努力前功尽弃。哈佛大学的研究表明，吃夜宵会增加清醒时的饥饿感，减少清醒时能量消耗，降低24小时的核心体温，改变脂肪组织的基因表达，促进脂肪储存，使人变胖。这时，有人要"杠"了：自己夜宵吃得少，甚至都不吃夜宵，但还是瘦不下来。那有可能是因为睡眠不足影响控制饱腹感和饥饿感的激素分泌。另外，睡眠不足也会减少能量消耗，并促进人们对食物的享乐心态，增加能量摄入。

有些人因工作或其他原因不得不熬夜，是不是注定就会胖呢？其实也不是，掌握以下两个熬夜锦囊，或有所帮助。

1. 拒绝夜宵或选择低能量夜宵

如果克服不了饥饿感，我们应该尽可能将夜宵摄入的能量控制在200千卡（837千焦）以下。炸鸡、烧烤、泡面……这些夜宵中的常见选择都是高能量食物，我们要避免选择。一些低血糖生成指数（GI）的水果（如橙子、梨等）、杂粮饼干、牛奶是不错的选择，能够帮助我们抵挡饥饿。

2. 科学补觉

如果工作日很忙需要熬夜，休息日补觉也可以减少肥胖的发生。不过补觉也需要遵循科学的方法。像一觉睡到中午这种"肆意睡"的错误方法可能会破坏身体的昼夜节律，增加慢性病的发生风险，适得其反。

科学的补觉方法应为分时段补觉，可以早上多睡1小时，中午午睡30分钟，晚上早睡30分钟，这可以帮助我们在保持生物钟的同时，弥补睡眠不足所带来的负面影响。

保证每晚睡眠充足仍然是最佳的睡眠方式，也是控制体重最有效的睡眠方式，毕竟睡饱也是"饱"。

阿特金斯饮食和生酮饮食都是吃肉减肥，有何区别

　　近年来，越来越多的人意识到高碳水化合物是导致肥胖的"真凶"，以吃肉为特色的阿特金斯饮食和生酮饮食成了减肥人士的"新宠"，两者分别位列《美国新闻与世界报道》发布的 2022 年度最佳快速减肥饮食榜第一和第四，以及 2023 年度最佳快速减肥饮食榜第一和第二。

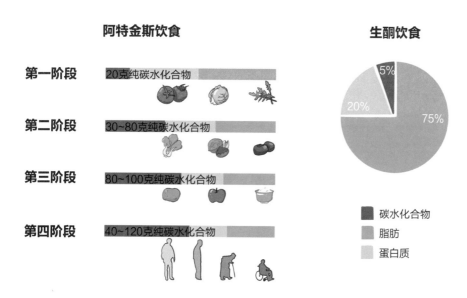

两者的饮食要点

　　阿特金斯饮食要求将饮食中的碳水化合物换为蛋白质与脂肪，由每日严格摄入 20 克净碳水化合物（食物中的碳水化合物重量减去膳食纤维量）开始，逐渐增加碳水化合物摄入量，过渡到维持每日摄入 40～120 克净碳水化合物的饮食方法。共分为四个阶段：

　　① 诱导期，一般是两周，每天 20 克净碳水化合物，以动物性食物和非淀

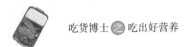
粉类蔬菜为主,脂肪也需要适当控制;

② 平衡期,在诱导期基础上逐渐添加更多的蔬菜、浆果、坚果和瓜子,直到体重降到目标体重的 5 千克以内;

③ 预维持期,可以吃更多的食物,包含水果、淀粉类蔬菜和全谷物,每周添加大约 10 克碳水化合物,直至达到目标体重;

④ 终身维持期,每天保持 40～120 克净碳水化合物的摄入量,以保持适宜体重。

生酮饮食最初是一种模拟饥饿代谢效果,用以治疗癫痫患儿的治疗饮食,后来被运用于减肥。生酮饮食同样是减少碳水化合物,要求碳水化合物供能仅占总能量的 5%～10%,而蛋白质占 30%～35%,脂肪占 55%～60%。在生酮饮食早期可尝试摄入一些高脂肪的食物缓解饥饿。

 两者的相同点

1. 原理相同

都采取低碳水化合物法,简单来说就是少吃甚至不吃主食,让身体通过消耗体内的脂肪供应能量。

2. 都存在副作用

脂肪供能代谢过程会产生大量酮,易诱发酮症酸中毒,引起恶心、头痛、心理疲劳和口臭等,并且由于缺乏纤维素会导致便秘、腹泻和恶心等。

3. 都不是健康饮食模式

虽然两者在快速减肥饮食榜名列前茅,但是在总体饮食榜、心脏健康饮食榜、健康饮食榜和易坚持饮食榜上排名都是垫底的。且这两种饮食模式如果不严格遵守都会导致体重反弹。

 两者的区别

1. 酮症酸中毒概率差别大

阿特金斯饮食分为四个阶段,前两个阶段与生酮饮食基本相同,都严格控制碳水化合物摄入量,易诱发酮症酸中毒,后两个阶段会逐渐增加碳水化合物的摄入量,酮症酸中毒的可能性较小。

2. 用不同物质代替碳水化合物

阿特金斯饮食强调高蛋白质摄入。生酮饮食注重高脂肪摄入,鼓励多吃动物性食物,肥肉、油炸食品等百无禁忌。

3. 应用情况不同

阿特金斯饮食后期会添加碳水化合物的量,更容易执行和坚持,主要用于短期快速体重控制,也可用于3～6个月的中期体重控制。而生酮饮食其实是一种治疗膳食,在癫痫、恶性肿瘤、阿尔兹海默病等疾病的治疗中有不错的效果。

容积式饮食:"2022 年最佳减肥饮食榜"第一名

在《美国新闻与世界报道》发布的 2022 年度最佳减肥饮食榜中,容积式饮食从 40 种膳食模式中脱颖而出,一举夺魁;还获得最佳饮食榜第五、最佳快速减肥饮食榜第七、最容易遵循饮食榜第七的佳绩。

那么,减肥成效如此棒的容积式饮食到底是什么呢?

 什么是容积式饮食

"容积式饮食"由宾夕法尼亚州立大学营养学教授 Barbara Rolls 开创,它更像是一种饮食方法,不对具体食物有所要求,而是鼓励积极思考,选择低能量、高含水量的食物替换高能量密度食物,这样就可以在摄入能量相同的情况下选择更多食物,在满足饱腹感的同时达到减肥效果。

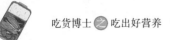
 容积式饮食优势何在

除有助于减肥外,容积式饮食还有以下优势:

① 对家庭友好,适合所有年龄段;

② 营养合理,符合国人饮食口味,没有绝对禁止的食物;

③ 富有个性化,可以优先选择喜欢的食物,甚至可以外出就餐,仅需注意食物替换原则;

④ 能够预防心脏病、糖尿病、炎症,改善大脑和骨骼健康。

 容积式饮食如何执行

容积式饮食将食物分为四组,鼓励选用第一、二类,注意第三类,限制第四类,注意少糖低钠,在一日三餐的基础上,可以增加小点心作为奖励,具体的饮食计划可以请教专业人士,也可以自己制定。刚开始尝试容积式饮食时,宜先以蔬果为主,避免糖果、薯片、巧克力等零食;在制作膳食时优先选择蒸、煮、焖、炒等比较方便和健康的烹饪方式。

第一类 (极低能量密度)	第二类 (低能量密度)	第三类 (中等能量密度)	第四类 (高能量密度)
肉类熬制的汤	早餐麦片	面包	糖果
脱脂酸奶	豆类	蛋糕	薯片
非淀粉类蔬菜	淀粉类蔬菜	奶酪	巧克力
水果	全谷物	炸薯条	食用油
	低脂混合菜肴	冰淇淋	饼干
		肉类	坚果
		披萨	

一日食谱参考

餐次	食物			
早餐 (7:30)	全麦面包50克	脱脂酸奶200克	蓝莓50克	凉拌蔬菜200克
加餐 (10:00)		苹果100克		
午餐 (12:00)	意大利面100克	西兰花100克	水煮鸡胸肉75克	肉汤100克
加餐 (16:30)		坚果或小零食10克		
晚餐 (18:30)	糙米饭100克	三文鱼75克	新鲜蔬果沙拉200克	番茄汤100克

注:适合有减重需求的健康成年人。

低 GI 饮食是"免胖金牌"吗

在大学同学十周年聚会上,大家发现彼此变化都很大。变化最大的是王小胖，曾经尝遍无数减肥方法都失败的他，变成了"王小半"，瘦了一大圈，堪比整形，关键是在聚会上他吃得也不少。面对大家好奇的目光，小王得意扬扬地搬出了自己的减肥秘籍：号称不节食、不饿肚子、不运动的"低 GI 饮食"。

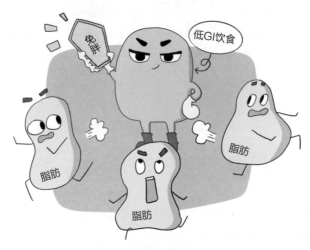

什么是 GI

要了解低 GI 饮食，首先要了解什么是 GI。GI 的中文名是血糖生成指数，指含 50 克碳水化合物的食物与相当量的葡萄糖在一定时间内（一般为 2 小时）体内血糖反应水平的比值，代表人体食用一定量的某种食物后会引起多大的血糖反应。

食物 GI<55，为低 GI；GI 在 55～70 之间，为中 GI；GI>70，为高 GI。下列表格中的食物数据可作为参考：

常见食物的 GI

谷薯类		肉类		水果类		蔬菜类		零食类	
100 克	GI	100 克	GI	100 克	GI	100 克	GI	100 克	GI
法国面包	93	蛋饺	75	西瓜	95	胡萝卜	80	白糖	109
土豆	90	鱼板	71	荔枝	79	山药	75	巧克力	91
馒头	88	贡丸	70	凤梨	65	南瓜	65	蜂蜜	88
白米饭	84	牛肚	70	葡萄	56	芋头	64	甜甜圈	86

（续表）

谷薯类		肉类		水果类		蔬菜类		零食类	
100 克	GI	100 克	GI	100 克	GI	100 克	GI	100 克	GI
红薯	76	猪肉	56	香蕉	55	韭菜	52	薯片	85
玉米	70	牡蛎	56	芒果	49	洋葱	30	鲜奶蛋糕	82
牛角面包	68	培根	49	哈密瓜	41	番茄	30	松饼	80
意大利面	65	牛肉	46	桃	41	苦瓜	24	苏打饼干	70
麦片	64	火腿	46	樱桃	37	小黄瓜	23	冰淇淋	65
中华面	61	香肠	45	苹果	36	海带	17	士力架	55
荞麦面	59	羊肉	45	猕猴桃	35	茄子	<15	布丁	52
黑麦面包	58	鸡肉	45	梨	32	生菜	<15	果冻	46
糙米饭	56	鳗鱼	45	木瓜	30	莴笋	<15	低脂牛奶	26
燕麦	55	沙丁鱼	40	草莓	29	芹菜	<15	酸奶	25

 低 GI 饮食如何控制体重

低 GI 饮食是以食用低 GI 食物为主的饮食模式。其控制体重的原理主要包含两个方面。

1. 减少脂肪堆积

高 GI 食物会使机体的血糖快速升高，刺激胰腺释放大量胰岛素，使糖大量转化为脂肪堆积在体内，而低 GI 食物消化分解缓慢，引起血糖和胰岛素的波动相对稳定，糖更多地被用作供能物质消耗掉。

2. 降低食物消化速度，增强饱腹感

低 GI 食物普遍含有较多膳食纤维。膳食纤维能有效降低食物排空速度，产生长时间的饱腹感，促进脂肪分解。

 低 GI 饮食真的是"免胖金牌"吗

1. 同一食物在不同状态下 GI 不同

食物的 GI 会根据其成熟度和加工方式发生变化。精加工和熟度高的食物往往 GI 更高,更容易被消化、吸收。如:白面包的 GI 为 87.9、全麦粉面包的 GI 为 69.0。

2. 低 GI≠低能量

部分食物虽然 GI 值低,但其实能量并不低,如牛油果、腊肠等。

因此,低 GI 饮食的精髓是在低 GI 食物的基础上保持食物多样化,均衡搭配,达到满足口腹之欲的同时保持健康体重。

低GI饮食食谱参考

餐次	食物			
早餐 (7:30)	全麦面包50克	煎蛋1个	高钙低脂奶250毫升	青菜100克
加餐 (10:00)	橙子100克			
午餐 (12:00)	巴沙鱼100克	番茄150克	荞麦面150克	柠檬绿茶1杯
加餐 (16:30)	苹果100克			
晚餐 (18:30)	煎牛排100克	西兰花150克	杂粮饭200克	

注:适合有减重需求的健康成年人。

减肥"利器"间歇性禁食与轻断食,"傻傻分不清"

近几年,减肥成为全国人民关注的一大热点,各种饮食减肥法层出不穷。很多明星使用的轻断食、间歇性禁食减肥法多次被推上热搜,它们真的那么好吗?

 何为间歇性禁食、轻断食

间歇性禁食曾被《美国新闻与世界报道》评为世界上最流行、最容易执行的饮食之一。间歇性禁食是指有规律地在特定时间内不摄入或摄入非常有限的能量,其他时间段随意进食,忌暴饮暴食。目前常见的间歇性禁食有三种,分别是每天连续禁食 16 小时、每周禁食非连续的 2 天和隔天连续禁食 24 小时。每周禁食非连续的 2 天又称"5+2 断食法",也就是人们常说的轻断食,即 1 周 5 天正常饮食,另外不连续的 2 天(推荐周一和周四)限制饮食、控制能量摄入,称为断食日/禁食日。禁食日的能量摄入为日常的 25% 以下,能量控制在 500~600 千卡(2 093~2 512 千焦)。

隔日断食法		**5+2断食法**		**16+8断食法**
1天	**1天**	**2天**	**5天**	**8小时**

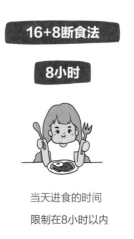

一天正常吃,一天断食	连续五天正常吃	当天进食的时间
断食日能量限制在500~600千卡(2 093~2 512千焦)	两天限制能量在500千卡~600千卡(2 093~2 512千焦)	限制在8小时以内

间歇性禁食的优缺点

"16＋8间歇性禁食"是最受欢迎的减肥饮食方式之一,对新手来说很容易适应,可配合个人作息选择 7:00～15:00 或 10:00～18:00 进食,但一定要避免晚上进食,越晚进食,减肥效果越不好。

"5＋2轻断食"更贴近生活,简单易坚持,利于稳定情绪。

隔天连续禁食 24 小时是一种有效的短期减重策略,但较难坚持,易产生头晕、心悸、疲劳和胃痛等副作用。在摄入相同能量的情况下,隔天连续禁食 24 小时减肥法与其他两种减肥法相比会导致更多的肌肉流失。

 间歇性禁食的健康益处

间歇性禁食可促进脂肪燃烧,对减轻体重有很好的效果;还能使胰岛素水平下降,增强胰岛素敏感性,促进心脏健康,修复消化系统,改善肠道菌群,对改善心血管疾病、糖尿病、癌症和神经系统疾病等均有益处。

 间歇性禁食的注意事项

限时进食是有益的,但吃的食物仍然很重要,并不能"随便"吃,在有限时间内吃大量不健康的加工食品会降低减肥效率,甚至影响健康。要吃含有优质蛋白质、全谷物和蔬果的健康饮食。另外,坚持对于减肥非常重要,也是避免体重反弹的关键。

 间歇性禁食并非人人皆宜

间歇性禁食法并不适合所有人。研究显示,非超重或肥胖(BMI＜24 千克/米^2)人群贸然采用轻断食方法,并没有额外的好处,反而会增加肌肉的损失。另外,营养不良、低血压、低血糖、孕妇、哺乳期妇女、肠胃功能较弱者均不宜尝试,有厌食症、暴食症等饮食障碍者也不宜采用。

"5+2轻断食"食谱参考

断食日食谱		非断食日食谱	
餐次		食物	
早餐 (7:30)	鸡蛋1个（50克） 脱脂牛奶/ 低脂酸奶100克 复合维生素1片	主食50~100克 （粗细搭配） 鸡蛋及奶制品 150克 蔬菜100克	
加餐 (10:00)		水果200克	
加餐 (11:30)		水300毫升	
午餐 (12:00)	水果 150~ 200克	主食100克 （粗细搭配） 红肉75克 蔬菜250克	
加餐 (16:30)		低脂酸奶100克 坚果10克	
晚餐 (18:30)	主食25克 水煮蔬菜200克 鸡蛋或白肉50克 复合维生素1片	主食50克 （粗细搭配） 白肉100~150克 蔬菜250克	
全天饮水量：2 500毫升			

注：适合有减重需求的健康成年人。

弹性素食：吃肉与减肥的平衡

如果你想通过减少动物性食物来减肥，但又做不到全素饮食，有一个既能让你轻松维持荤与素的平衡，又能达到减肥目的的饮食方法：弹性素食（Flexitarian Diet）。《美国新闻与世界报道》2022年度的饮食评比中，弹性素食在总体最佳饮食、最佳植物性饮食、最佳糖尿病饮食、最容易遵循的饮食排名中均位居第二，在最佳减肥饮食中排名第四。

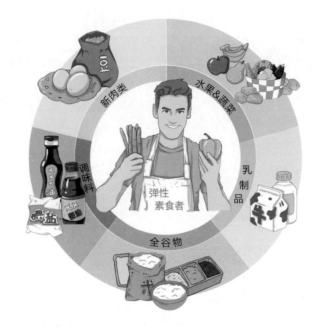

弹性素食的优点

弹性素食的好处很多,如执行较灵活、不需要太多专业知识、满足了人对于肉类的需求等。大量证据表明,弹性素食者吃更多的植物性食物和更少的肉,不仅不用节食减肥,还可以达到控制体重和改善代谢的效果,降低肥胖、高血压、心血管疾病、2型糖尿病和癌症等慢性病的发生风险。

弹性素食吃什么

顾名思义,弹性素食者主要吃素,包括蔬菜、水果、豆制品、坚果,偶尔也吃肉。成为一名弹性素食者意味着在饮食中须注意5种食物的搭配和选择,而不要刻意减少某种食物。5种食物分别是:"新肉类"(即非肉类蛋白质,如豆类、鸡蛋等)、水果和蔬菜、全谷物、乳制品及调味料。

食用弹性素食怎么吃肉

在日常饮食中,以植物性食物为主,大量食用蔬菜、全谷杂粮和豆类等食物;根据个人情况,偶尔补充禽类、畜类、鱼类等动物性食物,一周不超过 3 次,且以含蛋白质和不饱和脂肪酸的鱼肉为主。讲究健康的烹饪方式,以低温料理、蒸煮为主,尽量避免油炸和过度加工。

弹性素食一天的总能量为 1 500 千卡(6 279 千焦),其中早餐 300 千卡(1 256 千焦)、午餐 400 千卡(1 674 千焦)、晚餐 500 千卡(2 093 千焦)、加餐 300 千卡(1 256 千焦),加餐宜分为 2 次,每次含 150 千卡(628 千焦)能量,也可根据个人活动水平、性别、身高和体重调整摄入量。简单地说,就是尽自己所能少吃点肉,但不要不吃。

1 500千卡(6 279千焦)弹性素食食谱

餐次	食物
早餐 (7:30)	苹果花生酱吐司100克
加餐 (10:00)	橙子100克　　小包混合坚果20克
午餐 (12:00)	杂粮饭1碗　绿色蔬菜100克　其他颜色蔬菜100克　鸡蛋50克　豆制品100克　橙子75克
加餐 (16:30)	热巧克力1杯(200克)
晚餐 (18:30)	土豆/紫薯100克　鸡胸肉50克　绿色蔬菜100克　其他颜色蔬菜100克　香蕉100克

注:适合有减重需求的健康成年人。

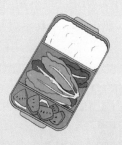

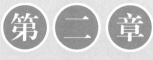

第二章

吃出好味道

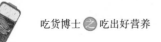

奶是奶，茶是茶，奶茶不是奶加茶

　　"秋天的第一杯奶茶"频上热搜,仿佛凉意渐露的秋天就该与一杯热气腾腾的奶茶相伴。各种"网红"奶茶层出不穷,不同品牌奶茶的价格从几元到几十元不等。有朋友认为,奶＋茶＋小料不就是奶茶吗? 从营养成分来看,奶茶还真不是这么一回事。

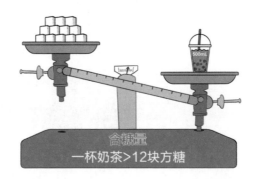

含糖量
一杯奶茶>12块方糖

 奶茶中被忽略的添加糖

　　上海市疾病预防控制中心对 122 种市售现制奶茶营养成分的检测发现,每 100 克奶茶平均含有碳水化合物、脂肪和蛋白质 11.9 克、2.48 克和 0.53 克,而每 100 克牛奶平均含有碳水化合物、脂肪和蛋白质 4.7 克、3.2 克和 3.8 克。奶茶的碳水化合物含量远高于牛奶,这是由于奶茶中添加了额外的糖。检测结果显示,每 100 克奶茶的平均游离糖含量高达 6.5 克。所以奶茶并不只是由奶、茶和小料组成,其中的添加糖很容易被忽略。喝一杯 500 毫升的奶茶,从中获取的糖就超过了《中国居民膳食指南(2022)》中成人添加糖的推荐摄入量——每天低于 25 克。有人认为,喝"不额外加糖"的奶茶不就可以了吗? 其实不然。检测数据显示,93.3％声称"不额外加糖"的送检奶茶

实际测得的糖含量大于 0.5 克/100 克。由此可见,即使是点一杯"不额外加糖"的奶茶,里面也少不了添加糖。

由于添加糖过量,奶茶能量过高的问题也接踵而至。一杯中杯奶茶含有的能量约为 370 千卡(1 550 千焦),相当于 3 碗米饭(100 克/碗)的能量。随着奶茶消费量的逐年增加,奶茶带来的添加糖和能量过高问题不容忽视。

 "人生快乐水",不喝不尽兴? 不妨 DIY

自己试着做一杯奶茶,不仅能控制糖分摄入,或许还会更好喝。这里为大家送上一份 DIY 方法:

- 用料:品质较好的红茶茶叶、纯牛奶、蜂蜜
- 做法步骤:

① 将红茶茶叶放入沸水锅中煮 2～3 分钟,滤出茶叶,将茶水盛入杯中;

② 将纯牛奶加热煮沸后,加入之前准备好的红茶中,比例可视红茶浓度按个人口味调试;

③ 待奶茶稍微变凉后(约 70 ℃),加一小勺蜂蜜调味。

最后,一首打油诗送给大家,希望大家都能健康享受奶茶!

奶是奶,茶是茶,奶茶不是奶加茶;

营养少,能量大,六两米饭真不假;

天天喝,危害大,奶茶"续命"太可怕;

从今起,限奶茶,每周一杯心情佳。

(扫码看视频)
奶茶的三宗"罪"

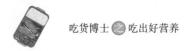

鲜榨果汁既方便又营养吗

吃水果要洗、又要剥皮真麻烦,不如喝杯鲜榨果汁来得畅快? 不少朋友认为,水果榨成汁,只是形态改变,营养仍全都在里面,且更加方便又好喝,这是真的吗?

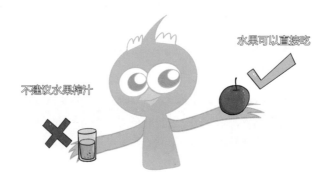

不建议水果榨汁

水果可以直接吃

水果变成果汁,营养素有损失

水果富含多种维生素、矿物质、膳食纤维及抗氧化物质,是全球公认的健康饮食中必不可少的食物。水果变成果汁会发生什么变化? 在制作果汁的过程中,虽然大部分营养都得以保留,但像苹果、橙等含粗膳食纤维的水果,榨汁后往往要去渣,而果渣主要由大量的膳食纤维和部分维生素、矿物质组成,吃水果去果渣无异于买椟还珠。就算是猕猴桃、草莓等质地细软、不需要去渣的水果,也会由于榨汁过程中果肉接触大量氧气,导致维生素 C 等因被氧化而损失。

水果变成果汁,会"引进"游离糖

同时,水果变果汁还会"引进"一种新的物质——游离糖。水果中的糖大部分被水果的细胞壁包裹,称为内源性糖。吃水果时,内源性糖要被吸收,必须在细胞壁被破坏后,因此其消化、吸收过程缓慢,对血糖影响较小。而被榨成汁时,水果细胞壁被机械破坏,糖类从细胞中释放出来,即成为游离糖。比如:从苹果变成苹果汁,游离糖含量从 0 克/100 克上升到了 10.87 克/100 克;从水蜜桃变成桃汁:游离糖含量从 0 克/100 克上升到了 12.26 克/100 克;从葡萄变成葡萄汁:游离糖含量从 0 克/100 克上升到了 16.80 克/100 克;从西瓜变成西瓜汁:游离糖含量从 0 克/100 克上升到了 8.50 克/100 克。

 游离糖摄入过多不健康

游离糖进入血液比内源性糖快很多,引起血糖波动较大。果汁中的游离糖跟制作饮品时添加的糖没有区别。

世界卫生组织报告指出,游离糖的供能比最好控制在总能量摄入的 5% 以内(约 25 克),3 岁以下婴幼儿食品中禁止添加糖。长期大量摄入游离糖,不仅会导致龋齿、近视和肥胖,还会增加 2 型糖尿病、血脂异常、高尿酸、高血压和心血管疾病等的发生风险。

《中国居民膳食指南(2022)》建议:天天吃水果,成人每天应摄入 200～350 克水果,果汁不能代替新鲜水果。所以,还是乖乖吃水果吧!

少喝含糖饮料,拒绝甜蜜诱惑

含糖饮料销售量正逐年上升,我国城市居民游离糖的摄入量有 42.1% 来源于饮料。一时之间,含糖饮料——这一"甜蜜的诱惑"被推向风口浪尖。

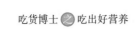

 什么是含糖饮料

含糖饮料是指在饮料制作过程中添加了葡萄糖、果糖、蔗糖、乳糖或麦芽糖等单糖或双糖,含糖量超过 5% 的饮料,包括碳酸饮料、茶饮料、含乳饮料、咖啡饮料、果蔬汁饮料等多种类型。

 盘点各类含糖饮料的含糖量

我们随机抽取了市面上的部分热销饮料,并检测了这些含糖饮料究竟含有多少糖,结果显示:

① 碳酸饮料(7 种):碳水化合物平均含量为 10.1 克/100 毫升;

② 茶饮料(9 种):碳水化合物平均含量为 7.9 克/100 毫升;

③ 含乳/乳酸菌饮料(19 种):碳水化合物平均含量为 9.4 克/100 毫升;

④ 预包装咖啡饮料(12 种):碳水化合物平均含量为 7.6 克/100 毫升;

⑤ 果蔬汁饮料(8 种):碳水化合物平均含量为 10.8 克/100 毫升。

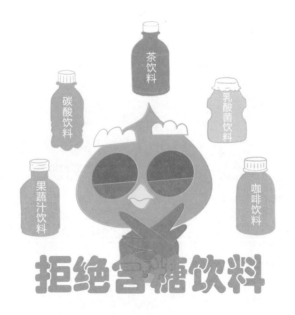

糖摄入过多有什么危害

《中国居民膳食指南（2022）》推荐，成年人每天添加糖摄入量不超过 50 克，最好控制在 25 克以下。在日常饮食中，含糖饮料是添加糖的主要来源，摄入过多会增加超重、肥胖的发生风险，而肥胖是许多代谢性疾病（如高血压、糖尿病、心血管疾病等）的重要危险因素。

 如何识别含糖饮料

1. 看配料表

配料表中，各种配料基本是按加入量的多少递减排序。若白砂糖、果糖、蔗糖、果葡糖浆等添加糖出现在配料表的前 2 位，说明饮料的含糖量是较高的。

2. 看营养成分表

光看配料表还不够，一些饮料由于添加了多种原料（如某些风味酸奶），添加糖一般排在较靠后的位置，但添加的量可一点没少。

对多数液体饮料，其中主要的碳水化合物就是添加糖，因此可以参考营养成分表中的碳水化合物含量来估计添加糖的含量。如某液体饮料碳水化合物的含量为 5 克/100 毫升，也就意味着 100 毫升该饮料约含添加糖 5 克，根据整瓶饮料的容积，就可以计算出这瓶饮料的含糖量。

 合理饮用，健康生活

含糖饮料应该尽量少喝或不喝，白开水才是最佳选择。如果实在想喝，需遵循两个原则：①减量喝，一天最多喝半瓶（不超过 250 毫升）；②选低糖或无糖饮料（含糖量低于 5%）。

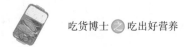

"运动饮料",你买对了吗

现如今,注重健康且坚持运动健身的人越来越多,也有不少人在运动暴汗之后特意喝一瓶"运动饮料"补充机体流失的电解质。"运动饮料",你真的买对了吗?

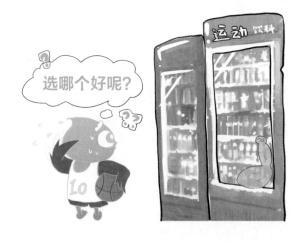

选哪个好呢?

什么是运动饮料

根据《国家标准 运动饮料》(GB15266－2009),运动饮料是指营养素及其含量能适应运动或体力活动人群的生理特点,为机体补充的水分、电解质和能量可被迅速吸收的饮料。简而言之,就是能同时补充水分、电解质、能量的饮料,才是真正的运动饮料。如果一瓶饮料的配料表里找不到钠、钾等电解质成分,就不能称为运动饮料。

维生素饮料不是运动饮料

维生素饮料和运动饮料往往被混为一谈,但维生素饮料并不是运动饮料。维生素饮料主要通过调整饮料中各种维生素的成分、含量以及比例,达到调节人体功能的目的,几乎不含电解质,运动后喝它并不能补充流失的电解质。

如何挑选运动饮料

在挑选运动饮料时,首先应该关注营养标签,特别是其中钠、钾的含量是否符合国家标准。国家标准规定,运动饮料的钠含量应保证在 50～1 200 毫克/升,钾含量应保证在 50～250 毫克/升。不少运动饮料还会添加食品添加剂和营养强化剂,国家标准也做了相应规定,包括维生素 C(抗坏血酸,120 毫克/升)、维生素 B_1 及其衍生物(硫胺素,3～5 毫克/升)、维生素 B_2 及其衍生物(核黄素,2～4 毫克/升)。

运动饮料也是一类含糖饮料,大家在挑选时也应关注其含糖量,确保添加糖摄入量不超过中国营养学会推荐的 50 克/天。

饮料选得好,运动没烦恼。如果担心选不好运动饮料,可选择其最好的"平替"——淡盐水,补充电解质,天然是王道。

3 类人不宜喝运动饮料

1. 高血压患者等需要减盐的人

运动饮料的钠含量较高,摄入过多钠会增加高血压、卒中、心血管疾病、骨质疏松症等的发生风险。因此,高血压患者要少饮用或遵医嘱饮用运动饮料。

2. 糖尿病患者等需要减糖的人

运动饮料中添加了大量糖分,血糖异常者及有减糖需求的人不宜饮用。

3. 儿童

运动饮料含糖量多,部分产品还会添加抗疲劳的成分(如咖啡因等),儿童不宜饮用。

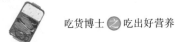

蜂蜜虽好，但不要贪多

生活中，我们常常见到有人饮用蜂蜜水，《舌尖上的中国》也曾介绍过藏族人将采下的蜂蜜做成甜品的烹饪方法。蜂蜜自古以来就备受中国人的青睐，被誉为"大自然中最完美的营养食品"。

 为什么蜂蜜被誉为"大自然中最完美的营养食品"

蜂蜜是蜜蜂从花中采得的花蜜在蜂巢中经充分酿造而成的天然甜味物质。我国著名医药著作《神农本草经》曾把蜂蜜列为上品药材，称"蜂蜜味甘、性平、无毒，主心腹邪气，诸惊痫痉，安五脏诸不足，益气补中，止痛解毒，除百病，和百药，久服强志轻身，不饥不老，延年"。

蜂蜜含有丰富的维生素与矿物质，其中维生素 B_2、维生素 B_3，钾、钙、磷、镁含量较高。此外，蜂蜜含有的抗氧化物质能促进皮肤细胞的新陈代谢，淡化沉积色素，涂在皮肤上可起到润燥、美白的效果。

 如何挑选高质量蜂蜜

有一个简单的小窍门，那就是看蜂蜜的颜色，颜色越浅淡，口感与气味越佳。我们还可以通过观察光泽和黏度判断蜂蜜的好坏。好的蜂蜜色泽清透、光亮如油,晃动蜜瓶时颤动很小,停止晃动后挂在瓶壁上的蜜液会缓缓流下;优质蜂蜜由于含水量低、质感黏稠,如果将密封的蜜瓶倒置,会发现封在瓶口处的空气很难上浮起泡。

 如何健康吃蜂蜜

冲水饮用是蜂蜜最简便且美味的食用方法,还可用来蒸萝卜、炖莲藕等。但需要注意的是,蜂蜜中的酶不耐热,所以尽量不要用 60 ℃以上的水冲泡。神经衰弱者在每天睡前服用,还有镇静和安眠的效果。

蜂蜜是高糖食物,含糖量约为 70%,不宜多吃,根据《中国居民膳食指南(2022)》中添加糖的限量标准,食用蜂蜜以每天不超过 35 克(约 6 勺)为宜。

蜂蜜摄入过多可能导致龋齿、肥胖等健康问题。市面上销售的蜂蜜含糖量约为 70%,糖尿病患者不宜食用。此外,蜂蜜在酿造、运输与储存过程中易受到肉毒杆菌的污染。婴幼儿抵抗力弱,食用被肉毒杆菌污染的蜂蜜后,易发生中毒。

对蜂蜜有了充分了解后,让我们在炎炎夏日冲上一杯清爽怡神的蜂蜜水,与亲朋好友享受美味与健康吧!正确吃蜂蜜,生活更甜蜜!

如何“拿捏”你的面团

为什么拉面师傅拉的面团可粗可细、可短可长,还能“玩”出新花式,而你拉的面团一扯就断?为什么买回来的面包蓬松饱满,但自制点心就不尽人意?对此,你是不是很疑惑、很苦恼?千万不要怀疑自己的技术和“人品”,所谓“工欲善其事,必先利其器”,这可能是你选的原材料——面粉不合适。

面筋蛋白：决定口感的重要角色

决定面点口感和烘焙品质的重要角色是面筋蛋白，占小麦总蛋白质的85％，能使面团具有持水性、黏结性、黏弹性。面筋蛋白主要包括醇溶蛋白和麦谷蛋白。醇溶蛋白是分子量较小的单体蛋白，为面团提供黏着性和延展性；麦谷蛋白以蛋白质肽链间二硫键和分子内二硫键相互结合，形成大分子聚合体，使面团具有一定的弹性。

我国国家标准根据面粉的面筋质（主要为面筋蛋白）含量将面粉分为高筋小麦粉（湿面筋≥30％）、低筋小麦粉（湿面筋＜24％）以及介于两者之间的中筋小麦粉。面粉筋力的高低虽然与面粉中蛋白质的含量息息相关，但别盲目地追求高蛋白面粉。面点的种类不同，需要的面粉筋力也不同，合适的筋力才能做出可口的面点。那到底应该怎么选择面粉的筋力呢？

 蛋糕、中式面点、面包，面粉"傻傻分不清"

蛋糕、饼干通常采用低筋小麦粉制作。低筋小麦粉的面筋蛋白含量最低，因此缺乏弹性和延展性，非常适合入口即化的蛋糕及酥松的饼干的制作。

广受喜爱的中式面点大多采用中筋小麦粉制作而成。中筋小麦粉是我国最盛产的面粉类型，一般情况下，市面上未特殊标注的面粉都是中筋面粉。中筋小麦粉的用途已被我们的祖先完美阐述，制作出了大多数传统面点，如包子、馒头、饺子等。

面包、面条等食物常常采用高筋小麦粉制作。高筋小麦粉相对于中、低筋小麦粉有较强的韧性、延展性及保气能力，是制作面包的最优选，面团发酵之后蓬松且富有弹性，同时也适合制作成颇具筋道的面条。

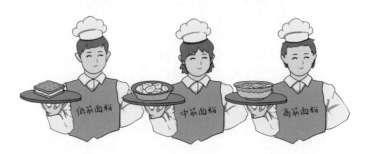

最后,如果家里面粉的面筋蛋白含量不合需求,也可通过适当添加面筋蛋白(如谷朊粉)增加筋力,或添加淀粉减少筋力。喜欢制作面点的小伙伴快行动起来吧!

一碗凉皮能量低吗

有人说:凉皮是凉的,所以能量很低,里面还加了黄瓜丝、豆芽等富含膳食纤维的蔬菜,可以促进胃肠道蠕动,吃凉皮不仅不会使人变胖,还有助于减肥。这种说法对吗? 要回答这个问题,还得先从凉皮的制作工序说起……

 凉皮是怎样制作的

凉皮通常是将面粉和成的面团经反复揉洗、滤过面筋、静置分层、弃上清液后,将剩下的面糊铺满蒸盘蒸制而成。由于制作过程滤掉了由麦醇溶蛋白和麦谷蛋白吸水形成的面筋,凉皮损失了原先小麦粉中的大量蛋白质。此外,揉搓面团时使用大量水冲洗,一定程度上也造成了水溶性维生素、矿物质

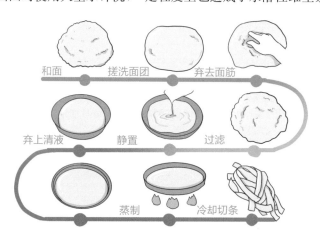

和面　　搓洗面团　　弃去面筋

弃上清液　　静置　　过滤

蒸制　　冷却切条

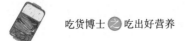
等营养素的损失。

 凉皮有什么营养

1 份纯凉皮（160 克）约含脂肪 1 克、碳水化合物 40.4 克、蛋白质 5.3 克，所以纯凉皮类似于 1 碗"糖水"，大部分由水和碳水化合物组成，蛋白质、脂肪、维生素和矿物质含量都很低。1 份凉皮的能量约为 188 千卡（787 千焦），以轻体力活动的成年女性为例，1 份纯凉皮的能量、蛋白质均占其每日推荐摄入量的 10% 左右。如果一餐仅食用 1 份纯凉皮，很难达到营养目标，而且凉皮中尤其缺乏赖氨酸，其蛋白质消化率较低，营养价值有限。

 凉皮真的能量低吗

虽然凉皮本身的能量不高，但加入调味料、配料增加风味之后可就不一定了。例如，如果各加一勺（约 10 克）芝麻酱、花生酱、辣椒油，能量分别增加 63 千卡（264 千焦）、90 千卡（377 千焦）、90 千卡（377 千焦），最终 1 份成品凉皮的总能量将达到 400 千卡（1 674 千焦）以上，相当于约 4 碗米饭的能量（100 克/碗）。

很多人喜欢把凉皮当作正餐吃，虽然凉皮中也会添加黄瓜丝、花生、面筋等，但其量与合理膳食中蔬菜、坚果等的推荐量相差甚远，不能满足人体对膳食纤维、维生素及矿物质的需求。总体来说，凉皮是一种能量偏高但其他营养素相对匮乏的食物，作为一顿正餐是远远不够的。

 健康吃凉皮的小妙招

① 芝麻酱、花生酱和辣椒油等高能量的调味品减半；

② 拌入约 50 克鸡胸肉丝，增加蛋白质的摄入量；

③ 适当增加黄瓜丝的比例，也可添加胡萝卜丝、豆芽、生菜丝等其他蔬菜，口味会更丰富；

④ 将凉皮作为主食，和其他菜品一起食用。

腊八粥,你喝对了吗

"腊者,逐疫迎春。"腊八节喝上一碗热乎乎的腊八粥是我们的传统习俗,寓意丰收吉祥,祈祷来年风调雨顺。不仅如此,腊八粥还富含营养。

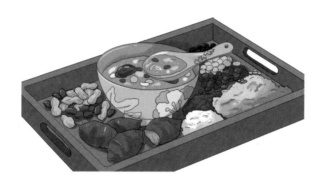

 腊八粥好在哪里

1. 食材丰富,食物多样

一碗腊八粥包括十几种食材:谷类(大米、小米、燕麦、藜麦等)、豆类(黄豆、红豆、芸豆等)、干果(核桃、花生、桂圆等)、薯类(土豆、红薯等)、海鲜、禽畜肉类、蔬菜等,符合《中国居民膳食指南(2022)》每天摄入不少于 12 种食物、每周不少于 25 种食物的推荐。

2. 营养丰富,完胜白米粥

腊八粥里各种食材的营养各具特色:小米的铁含量是大米的 5 倍,且含较多 B 族维生素和叶黄素;燕麦的维生素 B_1 含量是大米的 5 倍;豆类富含蛋白质、膳食纤维和矿物质;坚果富含不饱和脂肪酸。腊八粥营养成分完胜白米粥,不妨经常用其代替精米面食用。

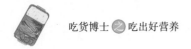

 不同人群如何健康吃腊八粥

1. 糖尿病患者：宜换粥为饭

即使是粗粮熬成的粥，也有较强的升血糖作用，糖尿病患者需控制摄入量。宜食用更干一些且不加糖的腊八饭。

2. 消化不良者：宜少加豆类

豆类含有胀气因子，吃多了容易胀气，消化不良者可少加一些豆类。

3. 减肥者：适当添加淀粉豆类

腊八粥的能量约为同体积米饭或馒头的1/3，适合减肥者食用。可多加淀粉豆类，如芸豆、红小豆等，使粥的质地软而不烂，增加饱腹感。

4. 儿童：不加糖，用碎坚果仁配果干调味

给小朋友吃的腊八粥不宜加糖，不妨加些碎坚果仁，配上去核大枣、枸杞子等增加香甜气息的食材以调味。

 煮粥小技巧

1. 小火慢炖

想要粥的味道好，最好用砂锅小火慢炖。先大火煮开，再转文火慢慢熬出浓香。可在煮前充分浸泡豆类等不易煮烂的食材，这样不仅能缩短烹饪时间，还会使其更加柔软可口。

2. 无需加碱

熬腊八粥不应放碱，因为加碱会破坏谷类的B族维生素。旧时煮粥有加食用碱的习惯，因为那时吃的是口感硬、难煮烂的糙米，加碱可以使粥熟得快、更黏稠、口感软糯。如今，生活条件大大改善，煮粥无需再加碱。

路边烤红薯有毒吗

烤红薯气味香甜、口感软糯,是老少皆宜的美食。虽然烤红薯很诱人,但街边售卖烤红薯的安全性一直争议不断。烤红薯有毒是真的吗?

红薯好吃又有营养

红薯不但好吃,且营养丰富,每 100 克红薯含 1.8 克蛋白质、29.5 克碳水化合物、0.2 克脂肪、20 毫克磷、18 毫克钙、0.4 毫克铁、1.1 毫克胡萝卜素。烤红薯虽然吃起来甜,但能量仅为相同重量大米的 1/3,且富含膳食纤维,能够增强饱腹感。

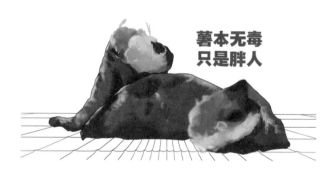

薯本无毒
只是胖人

街边的烤红薯有毒吗

坊间传言,路边用于烤红薯的容器都是盛放过化工材料的废弃圆桶,会残留有毒有害物质;也有人称,红薯采用煤炭进行烘烤,煤炭燃烧产生的烟气会渗入红薯,对人体产生危害。

其实,目前市面上的烤红薯接触化工有毒有害物质的可能性较低,原因有两方面:一方面,随着工艺的改进及成本的降低,如今街上的烤红薯摊贩大多使用定制圆桶进行烤制；另一方面，越来越多的商家意识到使用废旧铁桶和炭火烘烤红薯会影响红薯风味，故多采用定制铁桶进行电烤，而非炭火烘烤。

 烤焦的红薯吃不得吗

烤红薯表面有褐色或焦黑，吃了这种烤焦的部分会不会致癌呢？烘烤产生的致癌物包括淀粉类食物在140℃以上高温下产生的丙烯酰胺类物质、蛋白质焦糊产生的杂环胺类及脂肪在高温下产生的苯并芘类。其实也不必过度担忧，这些物质常集中在易接触高温的表皮部位，在食用前剥去，即可避免食入烘烤产生的致癌物。至于烤红薯表面褐色的黏稠物质，这是红薯里的糖分在高温下浓缩，产生焦糖化反应而形成的，并非烤糊的致癌物质。

 烤红薯好吃，但不可贪食

红薯中的淀粉颗粒若不经高温破坏，难以消化吸收，所以一定要熟透之后再吃。红薯含有一种氧化酶，这种酶容易在人的胃肠道里产生大量二氧化碳，吃得过多会使人腹胀、呃逆、排气。红薯的糖含量较高，吃得过多可刺激胃酸大量分泌，引起"烧心"、反酸。因此，胃溃疡等肠胃疾病患者不宜吃红薯，普通人也尽量不要空腹食用红薯。

你买到假"全麦面包"了吗

一直以来，全麦面包以营养、健康著称，越来越受市场追捧。之前，某网红品牌全麦面包因标低碳水化合物、能量含量被上海消保委点名批评，将全麦面包推向了风口浪尖。那么，市面上销售的所谓"全麦面包"都名副其实吗？

 全麦面包和普通面包有什么区别

全麦面包相比普通面包营养更丰富。普通面包的原料精白面粉主要来源于小麦胚乳。别看胚乳占小麦总重的近80％，但其营养成分单一，以淀粉为主。麦麸（麦皮、糊粉层和胚芽）中的蛋白质、膳食纤维、矿物质、B族维生素和维生素 E 都已被筛去。而制作全麦面包的全麦粉则几乎完全保留了小麦中的营养。因此，全麦面包具有营养价值高、饱腹感强、升血糖慢、帮助通便等优点。

 标注"全麦"就一定全部用全麦粉制作吗

全麦粉如此优秀，为何还会出现"假全麦面包"呢？这是因为，麦麸嚼起来偏硬且粗糙，为了改善口感，通常会在制作过程中混合白面粉等成分。那么添加多少全麦粉的面包才能称为"全麦面包"呢？目前国内还没有统一的标准，仅中国焙烤食品糖制品工业协会在团体标准《全谷物焙烤食品》中建议，全谷物焙烤食品中全谷物含量应不小于27％，但由于该标准并非强制性标准，因此部分商家并不"买账"。通常市面上的产品只要添加了全麦粉，无论多少都可能被打上"全麦"的标签。

 如何挑选"全麦面包"

可通过看配料表初步了解全麦粉的含量。根据预包装食品标签通则（GB7718 - 2011）的要求，配料表中的各种配料是按照制造或加工食品时加入量的递减顺序排列的。因此，应尽量挑选全麦粉排在第一位或含量大于27％的产品，配料表越简单越好。如果在减重期间想用其代替主食，还应关注盐、糖和脂肪的含量。

以下两种全麦面包，A 的全麦粉比例远高于 B，且 B 还添加了大量其他成分，包括糖浆、香精、食品添加剂等，营养价值大打折扣。

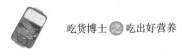

A

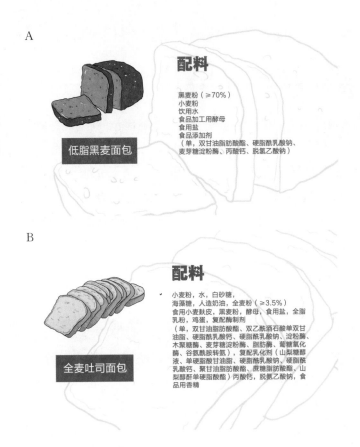

配料

黑麦粉（≥70%）
小麦粉
饮用水
食品加工用酵母
食用盐
食品添加剂
（单、双甘油脂肪酸酯、硬脂酰乳酸钠、
麦芽糖淀粉酶、丙酸钙、脱氢乙酸钠）

低脂黑麦面包

B

配料

小麦粉，水，白砂糖，
海藻糖，人造奶油，全麦粉（≥3.5%）
食用小麦麸皮、黑麦粉、酵母、食用盐、全脂
乳粉、鸡蛋、复配酶制剂
（单、双甘油脂肪酸酯、双乙酰酒石酸单双甘
油脂、硬脂酰乳酸钙、硬脂酰乳酸钠、淀粉酶、
木聚糖酶、麦芽糖淀粉酶、脂肪酶、葡萄糖氧化
酶、谷氨酰胺转氨），复配乳化剂（山梨糖醇
液、单硬脂酸甘油脂、硬脂酰乳酸钠、硬脂酰
乳酸钙、聚甘油脂肪酸酯、蔗糖脂肪酸酯、山
梨醇酐单硬脂酸酯）丙酸钙，脱氢乙酸钠，食
品用香精

全麦吐司面包

　　全麦面包被越来越多人接受，大家购买时一定要擦亮眼睛，避免落入广告陷阱。

风靡全球的网红食物——藜麦的神奇之处

　　随着健康意识的增强，越来越多人选择用五谷杂粮代替白米饭。藜麦作为五谷杂粮的一种，已成为风靡健身圈的"网红"。让我们一起来探索它的神奇之处！

藜麦的营养价值

1. 低脂肪、低能量

藜麦碳水化合物、脂肪含量低,无胆固醇,膳食纤维含量丰富,是减肥塑身佳品。

2. 丰富的优质蛋白质

藜麦不仅蛋白质含量高(14%～18%),而且质量好,为优质蛋白质(也称完全蛋白质),包括人体不能自身合成的 9 种必需氨基酸,尤其是常见谷物缺乏的赖氨酸,这在谷类中极为罕见。藜麦中蛋白质的品质和含量可以与脱脂牛奶及肉类媲美,是素食者的良好选择。

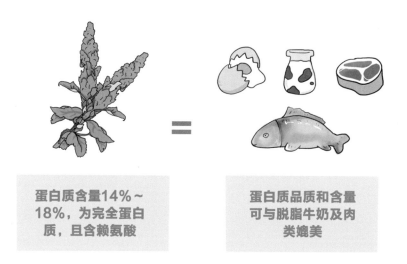

蛋白质含量14%～18%,为完全蛋白质,且含赖氨酸

蛋白质品质和含量可与脱脂牛奶及肉类媲美

3. 矿物质含量高

藜麦的铁含量是小麦的 4 倍,还富含锌、镁、钾。

4. 良好的维生素来源

藜麦中维生素 B_1、维生素 B_2、叶酸等含量较高,其中,维生素 B_6 含量比小麦高 5 倍以上;维生素 E 含量是荞麦的 4～5 倍,是大米的 16 倍以上。

5. 适合特殊人群食用

① 藜麦适合大多数人食用,对孕妇、老年人、消化不良者来说是很好的

食材。

② 藜麦不含麸质,对麸质过敏者、刚吃辅食的婴儿或患有小儿乳糜泻的幼儿来说是很好的替代选择。

③ 藜麦中的细胞壁多糖对由酒精引起的急性胃损伤具有保护作用。

④ 藜麦升糖指数低,可减轻胰腺负担。同时,藜麦可以稳定、持续、长时间供给能量,食用后可避免低血糖发生,且具有较强的饱腹感,因此可作为糖尿病患者的主食。

⑤ 藜麦中的黄酮类物质含量较高,为52.8毫克/100克。黄酮类物质具有抗氧化、降血压、改善血脂、改善微循环、抑菌、消炎等功效,在一般谷物(如小麦、大麦、燕麦)中不存在。藜麦富含的黄酮类物质和维生素E组合,可改善糖脂代谢和胰岛素分泌,对预防糖尿病有一定作用。

 藜麦的食用方式与禁忌

食用藜麦应以蒸煮为主,可单独或与其他食材混合烹饪。藜麦蒸熟后会散发淡淡的清香,咀嚼时有轻微"嘎吱"声,清新爽口,口感独特。未清洗过的藜麦含有皂苷,味道稍苦,影响口感,所以藜麦一定要洗净后食用。此外,市场上藜麦的品质良莠不齐,尽量选择知名品牌的藜麦。

五招,拥有营养健康的自带便当

 便当盒的选择

一份营养美味的便当,怎么少得了个性十足的便当盒呢? 对便当盒的外形,这里就不做推荐了,选择适合自己饭量、方便加热的便当盒最重要,如果有隔断和分层就更好了,这样不仅饭菜不会串味,还可以分开加热,使加热更均匀、彻底。

 食物种类的选择

一份优秀的便当不仅应提供充足的营养,维持正常的工作和学习,还应兼顾营养搭配和制作及携带方便。推荐以"211"模式制作便当,即 2 份动物性食物菜肴(1 份荤菜,以高蛋白质、低脂肪的禽类和水产品为宜;1 份荤素搭配)、1 份蔬菜、1 份主食。当然,如果有条件,再加一个水果和一杯牛奶就更好了。

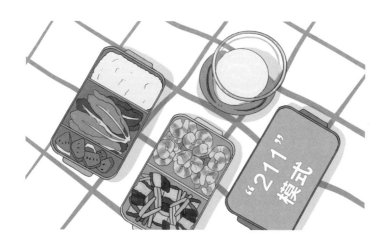

 食材烹制

主食可以选择杂粮饭与薯类,隔夜饭做成蛋炒饭也是很好的选择。食用前直接加热即可。不宜选择汤面、汤粉,因为在汤汁里浸泡太久会影响口感。

蔬菜宜清炒、水煮或凉拌,冷藏保存。凉拌蔬菜一定要充分洗净,切好、配好,酱汁单独准备,食用前再加入。如清炒或水煮,不宜选择绿叶菜。

　　动物性食物宜清蒸、烤制、红烧或炖煮,因为这样烹制的食物被二次加热后口感不受影响。油炸不仅不健康,二次加热时还会让酥脆口感失去"灵魂",应尽量避免。

 食物保鲜及解冻

　　食物宜在出锅半小时内密封保存,待冷却后及时冷藏,否则会有变质的风险。食用前一定要热透(中心温度达到 70 ℃以上保持 2 分钟),宜微波炉高档加热 3～5 分钟,如果没有全部热透,再适当加热 1～2 分钟。

 制作便当的 5 个小技巧

　　① 前一天晚上制作荤菜,当天早上制作素菜。

　　② 没有米饭时,可以用吐司、面包或三明治代替。

　　③ 用新鲜蔬果做凉拌菜或蔬果沙拉,不仅制作简单、省时、好看,还可以增加新鲜蔬果的摄入量,补充维生素和矿物质,提高机体免疫力。

　　④ 可以一次多煮一些,分次盛放,冷冻保存;也可以一次多制作几种菜肴,分成小份冷冻保存,食用时自由搭配。

　　⑤ 可以尝试制作泡菜,其耐储存、颜色好看,在便当里既可以做点缀,也可以丰富菜品。

"脱糖电饭锅"真的可以脱糖吗

　　一种号称可以"脱糖"的新型电饭锅在网络上走红,其宣称"可以有效降低米饭中 50% 的糖分,即使吃上两大碗饭,也比普通电饭锅蒸出的一碗米饭糖分少"。

商家宣称的原理是:不同于普通电饭锅的实底内胆,脱糖电饭锅采用双内胆,且其中一个内胆布满小孔。煮饭过程中水会从孔内进入,对米饭进行多次冲刷,最后将米与汤分离。经过多次冲洗后,米汤会带走米中的大部分糖分,从而达到降糖效果。

这种做法听起来很熟悉,仔细一想,这和沥米饭(将大米淘洗后先放入沸水锅中煮,在半熟时捞出,沥出米汤,再上笼蒸至全熟)如出一辙。那么,"脱糖电饭锅"真的有这么神奇吗?

 ## "脱糖电饭锅"蒸出的米饭并未更胜一筹

北京市营养源研究所曾做过一个实验:将 12 名志愿者随机分成 2 组,分别食用由普通电饭锅和网上某款"脱糖电饭锅"做成的米饭 150 克,两组所用的米和水相同,并对志愿者的血糖进行了双盲测定。

结果显示,普通电饭锅组血糖最高值为 8.79 毫摩/升,"脱糖电饭锅"组为 8.56 毫摩/升,食用两种电饭锅蒸出的米饭对血糖的影响并没有明显差异。不仅如此,由于"脱糖电饭锅"蒸出的米饭口感偏硬,消化吸收更慢,反而导致其对血糖的影响持续时间更长。

为何商家宣传与实际效果大相径庭

为何商家的宣传和实验室的检测结果差距如此之大?详细查看产品的宣传内容就不难发现,大多数商家所提到的"降低米饭中 50% 的糖分"是指降低了还原糖的含量。还原糖属于碳水化合物,而米饭中的碳水化合物主要是淀粉,约占总重量的 85%,淀粉并不属于还原糖,而是由葡萄糖分子聚合成的多糖。事实上,米饭中还原糖的占比非常少,只有 5‰ 左右,因此,"脱糖电饭煲"的降糖效果有限。

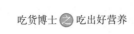

 使用"脱糖电饭锅"得不偿失

无论从减糖原理还是效果看,"脱糖电饭锅"都与"沥米饭"别无二致。虽然在沥米过程中确实能去掉少量碳水化合物,但损失最多的是水溶性维生素。对健康而言,得不偿失。所以,无论是糖尿病患者还是减肥人群,要想真正达到减糖目标,还是要依靠科学健康的饮食。

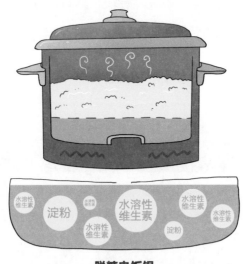

脱糖电饭锅

蔬菜选购保鲜攻略

菜买少了怕不够吃,买多了又怕坏,怎么办? 这里为大家整理了一份蔬菜选购保鲜攻略。

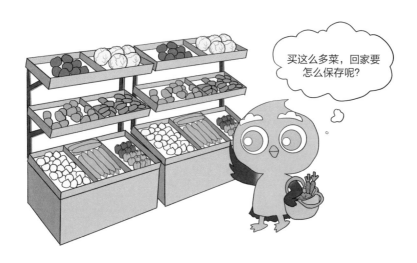

> 买这么多菜，回家要怎么保存呢？

 捆扎蔬菜先进行预冷散热

买回家的捆扎蔬菜如果暂时不吃，宜放入冰箱中冷藏。可先进行预冷散热，通过降低温度的方式延长保质期。如天气较冷，可将捆扎的蔬菜分离开，摊晾在阴凉通风处。一般青菜等绿叶菜摊晾2～3小时后，花椰菜、卷心菜等球茎类蔬菜摊晾4～5小时左右，温度就会明显下降。

避免在保存前清洗蔬菜

最好不要在保存前清洗蔬菜，尤其是绿叶菜。一些地茎类、果类蔬菜虽然可以清洗，但一定要用干净的自来水，最好是流动水，清洗晾干后再保鲜，否则容易腐烂。

各类蔬菜的保鲜技巧

蔬菜种类	保鲜技巧	储存期限
豆芽	最好当天吃完。也可用保鲜袋密封，放入冰箱冷藏	1～2天
小青菜、生菜、菠菜、油麦菜等绿叶菜	去掉黄叶、烂叶，用纸巾包裹、保鲜袋密封，放入冰箱冷藏	5～7天

（续表）

蔬菜种类	保鲜技巧	储存期限
青椒、葱等	吸干表面水分，用保鲜袋密封，放入冰箱冷藏	1周左右
香菇、杏鲍菇等鲜菇类		1周左右
大白菜、圆白菜、牛心菜、花椰菜、西兰花等		1~2周
番茄、茄子、萝卜、胡萝卜等		1~2周
洋葱、芋头、莲藕、山药、土豆等根茎类	置于阴凉、干燥、通风处（土豆与苹果放在一起可减缓发芽）	2周左右
干姜、大蒜	置于阴凉、干燥、通风处	2~3周
红薯、冬瓜、南瓜等	完整时放在阴凉、干燥、通风处，可长期存储；切开后冷藏，可保存一周，应尽快食用	1个月以上
菌菇类（干）	置于阴凉、干燥、通风处	3~6个月

　　总体来说，水分越少的蔬菜越耐储存，其他未列在表格中的蔬菜也可参照这些方法储存。另外，西兰花、胡萝卜、豌豆、西葫芦等蔬菜如果一周内吃不完，可以将蔬菜焯水后晾凉，用保鲜袋分装后，放入冰箱冷冻。

　　冰箱冷藏室温度调整至2~4℃最佳，切记不可塞太满，四周要留出2~3厘米的缝隙。注意不要频繁或长时间打开冷藏室门拿取蔬菜，因为温度大起大落对保鲜不利，宜提前计划好，快速拿取。每隔1~2天检查一次蔬菜的品质，及时去掉黄化的叶片，表面腐烂的蔬菜要整包丢掉，以免污染其他蔬菜。

　　其实，大家完全没有必要在家中储存大量蔬菜，吃得新鲜才最健康。

天气寒冷，更要吃蔬菜、水果

　　多吃蔬果对满足人体营养需求、维持肠道正常功能、降低慢性病风险都有重要作用。《中国居民膳食指南(2022)》推荐成人每天摄入 300～500 克蔬菜(深色蔬菜占 1/2)和 200～350 克新鲜水果。蔬果摄入不足是与我国居民死亡相关的十大高危因素之一,保证蔬果的摄入量尤为重要。

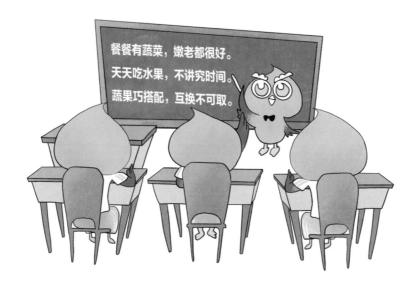

 餐餐有蔬菜,嫩老都很好

保证一餐中蔬菜占 1/2,才能满足一天的目标摄入量。适合生吃的蔬菜可以作为饭前、饭后的零食,这样不仅能保持蔬菜的原汁原味,还能为健康带来益处。

嫩的蔬菜比老的营养好? 其实不然,偏老的大叶片营养价值高,不仅膳食纤维丰富,叶绿素、钙、镁、多种 B 族维生素和类胡萝卜素含量也比颜色浅的小嫩叶高。吃一些偏老的蔬菜,有助于预防便秘和心血管疾病,还能增加饱腹感,预防肥胖。

天天吃水果,不讲究时间

坊间流传"吃水果,早上是金,中午是银,晚上是铜"的说法,认为早上吃

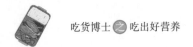

水果最容易吸收,晚上吃吸收最差。其实,人体的消化、吸收能力和进食时间并没有多大关系。为什么会有"早上吃水果"的说法呢?因为大部分人的早餐通常只有主食和肉蛋奶类,水果、蔬菜的比例太小,适当吃些水果补充维生素和膳食纤维,营养更均衡,但这并不等于晚上吃水果就不好。

吃水果的时间因人而异。健康者无需顾虑吃水果的时间。需要控制体重、血压和血脂的人,饭前吃水果更好,这样可以减少正餐的食量。瘦弱及营养不良的人,宜在两餐之间食用,既能补充水分,又能获取丰富的营养素,获得健康效益。

三口之家一周应采购 4~5 千克水果。选择新鲜应季水果,变换种类,把水果放在方便取食的地方。

 蔬果巧搭配,互换不可取

蔬菜和水果是不同种类的食物,营养价值各有特点。蔬菜品种远多于水果,且维生素、矿物质、膳食纤维和植物化合物含量高于水果,因此水果不能代替蔬菜。水果中碳水化合物、有机酸、芳香物质比蔬菜多,且营养成分不受烹调因素影响,因此蔬菜也不能代替水果。

选择多种多样的蔬果,合理搭配,养成多吃蔬果的良好饮食习惯,才能享受健康膳食,带来更多健康效益。

"彩虹饮食"是什么

多吃蔬菜、水果的道理人人都懂。可蔬菜、水果种类众多,看得人眼花缭乱,到底应该怎么吃呢?"彩虹饮食",教你吃对蔬菜、水果!

美国癌症协会推荐的"彩虹原则"饮食方法是将蔬果分为 5 个种类:红

色、橙色、绿色、紫色和白色蔬果,不同颜色的蔬果营养成分不一样。彩虹原则倡导在进食足量蔬果的同时,尽量搭配 5 种颜色,确保一天中每种颜色的蔬果都吃到,使营养更均衡。

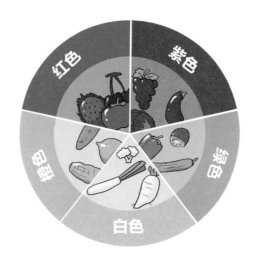

● 红色蔬果的"明星选手":红心火龙果、石榴、樱桃、番茄、枸杞子。红色蔬果普遍含有大量花青素和番茄红素,具有较强的抗氧化能力,有助于抗衰老、防癌、控制血压、保护心血管。

● 橙色蔬果的"明星选手":柠檬、南瓜、橙、胡萝卜。有没有感受到一大波维生素 C 和 β 胡萝卜素扑面而来? β 胡萝卜素是维生素 A 的前体,维生素 C 和维生素 A 具有较强的抗氧化能力,有利于预防心血管疾病,加固免疫系统,还能促进胶原蛋白合成。

● 绿色蔬果的"明星选手":芹菜、青椒、猕猴桃、西兰花、芦笋。绿色蔬果富含叶绿素、镁、叶酸和膳食纤维。叶绿素可杀菌、抗炎、抗氧化;镁可参与体内 300 余种酶促反应,能促进骨骼生长、调节肠道功能;叶酸有预防胎儿神经管畸形的功能,还可预防心脏病和抑郁症;膳食纤维可以帮助人们远离便秘。

● 紫色蔬果的"明星选手":紫甘蓝、葡萄、蓝莓、紫色洋葱。紫色蔬菜一般含有大量原花青素,有助于抗氧化、抗血管硬化,同时具有抗炎、抗菌、抗病毒等功效。

● 白色蔬果的"明星选手":白果、茭白、山药、银耳、冬瓜、白萝卜、莲藕、

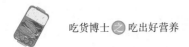

大蒜。白色蔬果富含人体必需的钾,有维持细胞正常渗透压和酸碱平衡的作用。大蒜还含有大蒜素,能降低血压、血胆固醇水平,预防胃癌。

大家在保证每天摄入足量蔬果的基础上,应尽量选择深色的蔬果。须注意根据可食部分的主要颜色深浅来判断其是否属于深色蔬菜,如茄子、黄瓜是披着深色"外衣"的浅色蔬菜。

如何正确吃瓜

如果问哪一种水果是大家的夏日最爱,那一定是西瓜。一个大西瓜,一刀分成俩,你一半,我一半,拿个勺子吃,好不惬意!但畅享过后,你想过这会对身体带来哪些不良影响吗?下面就让我们走进西瓜的世界。

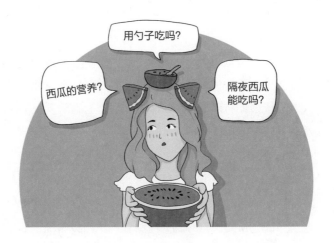

 西瓜的营养特点

西瓜能量低,富含维生素和矿物质,特别是镁和维生素 B_2,但西瓜最吸引人的地方还是甜，这是因为它含有大量糖分，主要是果糖、葡萄糖和蔗糖。

西瓜有什么功效

西瓜味甘、性寒，清热解暑，含水量多，有利于排尿。西瓜对孕妇来说也是个宝贝，在妊娠末期，孕妇常会发生不同程度的血压升高和水肿，可以通过吃西瓜消肿、降血压，还可增加产后乳汁分泌。

多吃西瓜要不得

一边看手机，一边用勺子挖西瓜吃，这真是神仙般的日子！不知不觉半个西瓜就下肚了。这样吃起来很爽，但很容易吃过量，引发一系列不适。

西瓜属于寒凉水果，一次吃太多可能会使脾胃功能下降，甚至引起腹泻、消化不良、腹痛等症状。为消暑解渴，一些人喜欢将西瓜冷冻后吃，这样出现肠胃炎的概率大大提升。西瓜含糖量较高，吃多了血糖会飙升，对血糖稳定非常不利。血糖升高后肾脏也容易受到影响，加上西瓜富含水分，一次性大量进食会增加肾脏负担。

所以吃西瓜时要控制好量，一般少量进食即可，每天不超过 0.5 千克。

吃不完的西瓜怎么储存

每到夏天，"隔夜冰西瓜一口吃下 8400 多个细菌"的新闻就会席卷网络，这可不完全是谣言哦！人们切西瓜的刀和案板是有细菌的，会污染西瓜。因此，西瓜应尽量吃多少买多少，若需要储存切开的西瓜，我们要做好三件事：

① 准备专用刀板：切西瓜时使用切水果专用的刀和案板，切忌使用切过生肉的刀和案板。

② 包上保鲜膜：干净的保鲜膜能将西瓜和冰箱中的其他食物隔离开，避免二次污染。

③ 及时放冰箱：及时放进冰箱可以让西瓜里大部分细菌进入"冬眠"状态，生长得慢一点。

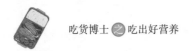

胡萝卜一定要用油炒吗

胡萝卜富含的β胡萝卜素可在体内转化成维生素 A。胡萝卜是目前维生素 A 最安全的食物来源,可改善夜盲症、皮肤粗糙等,还有助于预防自由基对人体的伤害。有人认为,胡萝卜要用很多油来炒,将红艳艳的胡萝卜炒得油汪汪的,好吃又下饭,且因β胡萝卜素是脂溶性维生素,炒菜时加入的食用油可以将其溶于其中,使吸收更高效。这是真的吗?

炒胡萝卜用不用油呢?

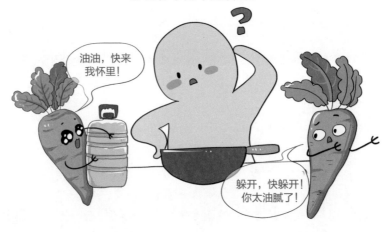

脂肪能促进β胡萝卜素吸收,但不宜过多

首先,β胡萝卜素的确需要油脂帮助吸收,但少放油并不会影响β胡萝卜素的吸收。研究发现,在食用蔬菜沙拉 6 小时后,伴随着新一餐的摄入,血液中β胡萝卜素浓度迎来了第二个峰值,这表明在一定时间内摄入的油脂都有助于β胡萝卜素的吸收。停留在肠道中的β胡萝卜素可短暂等待脂肪的到来,然后与脂肪形成乳化微球,从而被吸收。

其次,用过多油炒胡萝卜,对其消化、吸收的帮助有限。当烹调中使用了大量油脂时,β胡萝卜素更容易从胡萝卜渗出到油脂中,这些油脂可能附着在烹调器具和餐盘上,从而造成β胡萝卜素的损失。此外,摄入过多油脂也不利于身体健康。

 油炒并非必要,蒸、煮、炖也有助于β胡萝卜素吸收

烹调胡萝卜并不需要大量油脂,其实只要在进餐时或下一餐吃一些含脂肪的食物,如禽、肉、蛋、奶等,即使吃清水煮胡萝卜,也不妨碍β胡萝卜素的吸收。

 高温油炸加速β胡萝卜素的氧化

新鲜胡萝卜的细胞壁完整且含有果胶,适当加热能促进β胡萝卜素从细胞中释放出来,只需要3～5克脂肪就可以使熟胡萝卜中的β胡萝卜素吸收。β胡萝卜素不怕煮也不怕蒸,但怕高温油炸,也怕在高温条件下接触氧气。相比于蒸煮处理,在高温油炸时β胡萝卜素的氧化加速,损失非常显著。

掌握以上做法,吃胡萝卜时既不必担心β胡萝卜素不能被充分吸收,也避免了大量放油可能导致的油脂摄入超标。你学会了吗?

向金针菇道歉,"明天见"是你的错

金针菇菌盖滑嫩、菌柄细长脆嫩,形美味鲜,是世界上著名的食药两用菌和观赏菌,真是菌菇中的"白富美"。

金针菇不仅美而且美得很有"内涵"。金针菇干品蛋白质含量高达30%,含有18种氨基酸,包含8种人体必需氨基酸,特别是精氨酸和赖氨酸,

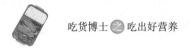

对幼儿生长发育十分有益，还可以增强记忆、开发智力，因此金针菇被誉为"增智菇"。金针菇含有维生素 B_1、维生素 B_2 和维生素 C 等多种维生素，且富含钙、磷、铁等多种矿物质。另外，金针菇还含有较多的金针菇多糖，其有独特的生理活性，可通过恢复和增强人体免疫功能抑制肿瘤细胞生长。

但是，你有没有这样的经历：今天吃的金针菇，第二天可以原样在排泄物中看见，所以有好事者给它起了个贴切的英文名——"See you tomorrow"（明天见）。

 摄入的金针菇为何会"原封不动"

有人将金针菇放在酸性溶液里浸泡一晚上，发现其没有太大变化，就号称金针菇是无法被消化的，是名副其实的"See you tomorrow"。事实到底如何？金针菇里的真菌多糖含量高，且化学性质稳定，在弱酸性或弱碱性条件下不易被分解。但是，不易分解≠不能分解！虽说胃酸较难消化金针菇，但口腔的咀嚼可嚼碎金针菇，且使其和唾液中丰富的消化酶亲密接触，再加上酸性胃液的作用，消化起来就不难啦。

所以，如果经历"See you tomorrow"，原因是嚼也不嚼就将金针菇一口爽滑地"闷"下肚，也就难怪它"原封不动"啦。

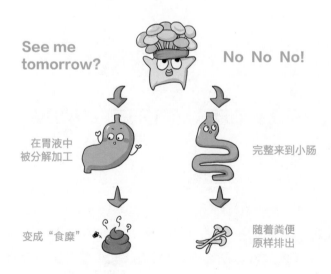

另外,即便金针菇和我们的肠胃只是"擦肩而过",也可以起到帮助肠胃蠕动、加快其他营养物质吸收的作用。

 金针菇与金针菜,"傻傻分不清"

还有朋友担心,吃了没煮熟的金针菇会导致秋水仙碱中毒吗?实则不然,这一定是将金针菇和另一种名称相近的蔬菜——金针菜(又称黄花菜)搞混了。新鲜金针菜含有较多秋水仙碱,未经焯水食用可能导致中毒。秋水仙碱常见于百合科、石蒜科的植物中,而金针菇是人工养殖的食用真菌,并不会产生秋水仙碱。

虽然金针菇不含秋水仙碱,但还是要煮熟再吃,以免其中含有的细菌造成食物中毒。

直接吃豆好了,为什么要发豆芽

豆芽是人们餐桌上的常见食材。许多人好奇,从豆到豆芽发生了哪些变化?豆芽比豆更有营养吗?

 豆芽的营养价值

豆芽的蛋白质利用率比豆高 10% 左右,维生素 A、维生素 B_2、维生素 B_{12}、维生素 E、维生素 C 均比豆增加数倍。所有豆芽中黄豆芽营养价值最高。黄豆在发芽过程中,钙、磷、铁、锌等矿物质被更多地释放出来。绿豆发芽期蛋白质分解为氨基酸,使氨基酸种类增多,比例更加合理,营养价值大大提高。从中医的角度看,绿豆芽更具药用价值,因其性凉、味甘,不仅能清暑热、通经脉、解诸毒,还能补肾、利尿、消肿、滋阴、壮阳,调五脏、美肌肤、利湿热。

 想吃黄豆芽,该怎么 DIY

1. 准备工作

材料:两大把黄豆、育苗盘(可用盘子、盆等有一定高度的容器)、育苗纸(可用厚餐巾纸、厚厨房纸或纱布等)。

① 仔细选豆,将有虫眼、黑色、颗粒不饱满的黄豆筛去;

② 将黄豆冲洗后放入干净的广口瓶中,加水至黄豆以上 8～10 厘米,浸泡约 10 小时;

③ 将泡好的黄豆用流水冲洗干净;

④ 在干净的育苗盘中放一张浸湿的育苗纸,将洗净的黄豆均匀铺满。

2. 日常管理

① 黄豆发芽的适宜温度为 25℃左右。超过 30℃容易腐败;

② 浇水是最为重要的环节,要随时保持湿润,定时浇水,浇透不留死角,但水也不能太多,育苗盘底不能留水,以免红根、烂根;

③ 必须避光,浇好水后,育苗盘上要盖一层不透光的湿润纱布(或有良好吸水能力的替代物);

④ 保持上述操作,一般到第二天晚上就能看到细细的嫩豆芽。

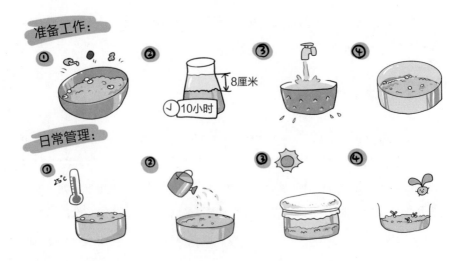

储存和烹制豆芽有讲究

自制豆芽虽好,但也可能伴随一些食品安全问题。在豆芽的生长过程中,如未及时换水,豆芽中的微生物会大量繁殖,食用微生物超标的豆芽会引起中毒。

发好的豆芽需在避光、低温条件下保存。可将豆芽择洗干净,沥干水分后放入保鲜袋内密封冷藏保存,一般不宜超过 2 天。如果没有冰箱,也可用干净的水浸泡,避光保存,并尽快食用。豆芽变绿或长出小叶,不是产生了毒素,可以放心食用,但口感会变差。

作为"吃货"的你,真的吃对了吗

你会吃饭吗?你真的会吃饭吗?你真的了解你所吃进去的食物吗?来看看下面 8 个问题你能否回答对吧!

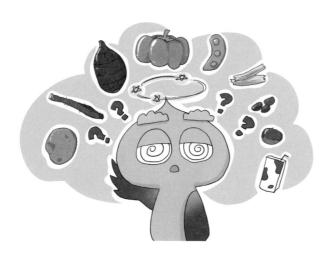

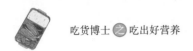

1. 土豆是薯类还是蔬菜

土豆在膳食宝塔中的分类不是蔬菜而是薯类，它富含淀粉，是碳水化合物的来源之一，食用时需减少米饭或其他主食的摄入量，特别是糖尿病患者。

2. 山药、芋头是蔬菜吗

虽然山药、芋头经常被制作成各种美味的菜肴，但它们其实是薯类。山药、芋头是低能量密度食物，减肥人群可用来代替米、面等主食。

3. 南瓜是主食吗

由于南瓜能量较低（约为同等重量米饭的 1/6），减肥者常将蒸煮的南瓜作为减脂餐的主食。其实南瓜属于深色蔬菜，富含维生素 C、类胡萝卜素、膳食纤维等。

4. 腐竹是蔬菜吗

腐竹是大豆经一系列工序制作成的豆制品，因此它"继承"了大豆富含优质蛋白质（含量达 44.6%）的优点，是豆制品界蛋白质最"富有"的食物。

5. 蚕豆、豌豆、刀豆、扁豆是同类食物吗

豆类分为大豆、杂豆和菜豆。三者营养差距较大，不能互相替换。

三种豆类的营养特色

分类	代表性食物	营养特色
大豆	黄豆、黑豆、青豆	植物性优质蛋白质丰富
杂豆	红豆、绿豆、芸豆、花豆等	碳水化合物含量高，蛋白质含量低，富含赖氨酸，与谷类食物搭配可实现蛋白质互补，食用时需减少谷薯类摄入量
菜豆	蚕豆、豌豆、刀豆、扁豆等	含有丰富的氨基酸、矿物质和维生素

6. 板栗是坚果吗

板栗属于树坚果类，但其富含淀粉，营养特色更类似于米、面等主食，碳水化合物含量与馒头接近。吃板栗需减少主食摄入量，以免血糖波动较大，特别是糖尿病、风湿病患者，脾胃虚弱、消化不良、减肥者及婴幼儿。

7. 蓝莓干、蔓越莓干属于坚果吗

袋装坚果产品里大多含有蓝莓干、蔓越莓干等,但它们只是商家为改善口感而添加的果干,并不属于坚果。值得一提的是,果干、果脯多由新鲜水果脱水或糖渍而成,维生素损失较多,营养和新鲜水果无法媲美,不可替代新鲜水果。

8. 含乳饮料属于牛奶吗

含乳饮料多主打"健康""好喝"等标签,深受消费者喜爱。实际上,大部分含乳饮料含乳量不足 1/3,且含有大量添加糖,想替代牛奶,还差得很远。

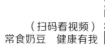

（扫码看视频）
常食奶豆　健康有我

发芽土豆还能"抢救"吗

网传发芽土豆有毒,吃了会导致头痛、腹泻等,严重者会出现呼吸困难、昏迷、抽搐,甚至会呼吸麻痹而死。也有人说:没关系,只要把发芽的部分挖掉,剩下的土豆还是可以吃的。那么,发芽土豆还能"抢救"一下吗?

发芽土豆含有龙葵素,是一类毒性较强的甾体糖苷生物碱,每千克体重摄入 2～5 毫克就可引起人体中毒。龙葵素集中在芽眼、表皮的绿色部分,芽眼含量尤其高,可高达 500 毫克/100 克,一般超过 20 毫克/100 克即可引起中毒。常见的烹饪方式对其含量影响很小。

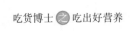

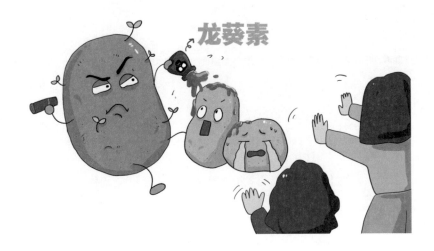

龙葵素

 判断土豆能不能继续吃——先观后尝

1. 观察外观：有无腐烂、发霉

一旦出现腐烂、发霉就应整颗丢弃。土豆腐烂、发霉，表明已被微生物严重污染，致病菌和产毒菌存在的可能性大大增加，容易引发食源性疾病。

2. 观察颜色：表皮是否变绿

如果土豆大片发绿，则不能食用。土豆表皮变绿是叶绿素含量升高造成的，叶绿素不会对人体造成危害，但叶绿素和龙葵素是同时合成的，所以土豆变绿，也是龙葵素含量升高的标志。

3. 尝尝味道：有无发苦

对小面积发绿的土豆或刚发芽的土豆，可以切一小块，尝尝有没有发苦的味道。土豆中的龙葵素含量达到 10～15 毫克/100 克时，食之有明显苦味和涩味，且感到口麻，这样的土豆不能食用。

 如何"抢救"发芽土豆

刚开始发芽的土豆，若没有颜色发绿、味道发苦，说明龙葵素仅仅存在于芽眼和土豆皮附近。将土豆去皮，在芽眼处削掉厚厚的一层，剩余部位在食醋水溶液(食醋和水的比例为 1：5～10)中浸泡 5～15 分钟,可去除 70％～80％的残余龙葵素。

对有发芽趋势的土豆,除尽快食用外,也可削皮后晾干,密封冷藏。一定要注意,如果龙葵素中毒严重,需及时就医。

 如何正确保存土豆

光照、储存时间过长、温度升高等都会导致土豆的龙葵素含量增加。因此,最好将土豆储存在干燥、低温(4 ℃左右)条件下。成熟的苹果会释放乙烯,抑制土豆芽眼处的细胞产生生长素。所以,和苹果一起保存可有效抑制土豆发芽,土豆与苹果的比例一般为 10：1 即可。

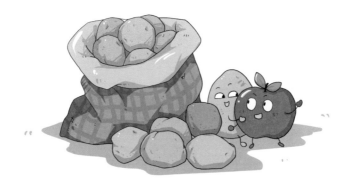

黑木耳浑身是宝

黑木耳起源于我国,4 000 多年前就已被我国人民采摘并食用,算得上是我们的"老朋友"。黑木耳不仅有着乌黑鲜亮的外形和脆滑爽口的口感,还是一种营养价值极高的食物。黑木耳被誉为"素中之荤",主要是因为干黑木耳

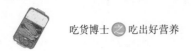

中含有蛋白质 12.1 克/100 克,和鸡蛋的蛋白质含量相当,氨基酸种类也十分丰富,含有亮氨酸、异亮氨酸、缬氨酸等 7 种必需氨基酸。此外,黑木耳含有丰富的铁元素,干黑木耳铁含量高达 97.4 毫克/100 克,是各种食品中含铁量最高的天然补血佳品,早在汉代黑木耳就被用作补血的良药。

黑木耳含有黑色素、卵磷脂等成分,具有极高的营养价值。不过,真正让其"名声大噪"的是一种特殊的化学成分——黑木耳多糖。这些特殊成分具有以下功效:

1. 改善血脂

黑木耳多糖可以帮助改善血脂,保持血管健康。研究显示,注射黑木耳多糖使大鼠体重和体重增长速度明显下降,高密度脂蛋白水平上升,肝脏胆固醇的清除速率增加,肝细胞中脂滴减少,肝脏负担减轻。

2. 降血糖

动物实验表明,给小鼠注射黑木耳多糖后,其体内的葡萄糖苷酶活性被抑制,而己糖激酶、琥珀酸脱氢酶的活性则增强,可帮助降低血糖。

3. 抗肿瘤

黑木耳多糖可以抑制多种肿瘤细胞的增殖。其原理是诱导肿瘤细胞凋亡,对部分癌症(特别是肝癌)的治疗和预后有较大的应用前景。

4. 抗氧化

黑木耳所含的黑色素可以清除自由基,并抑制由过氧化氢等氧化剂所致的细胞老化,具有一定的抗氧化和抗衰老能力。

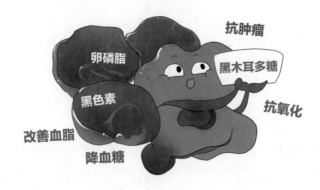

木耳泡发小贴士

需要注意的是,黑木耳的浸泡时间不能太长,否则会导致细菌滋生,菌类变质。食用变质的木耳,严重时会危及生命。那么,应该怎么做才能避免黑木耳产生毒素呢?

1. 黑木耳泡发时间不宜过长,用冷水泡 1～2 小时即可,最多不超过 4 小时。

2. 宜吃多少泡多少,不要一次泡发太多,更不要食用泡发过夜的黑木耳。

3. 如果黑木耳泡发过多,万不得已时可在开水中焯烫 1 分钟,凉透后放入冰箱短暂保存 2～3 天。

动物肝脏有毒吗

一提到动物肝脏,有人认为其营养丰富且口感好,视之为美味佳肴;也有人认为肝脏是解毒器官,有毒物残留,拒绝食用。那么动物肝脏到底有没有毒,能不能吃?

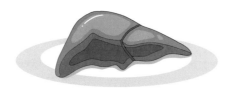

营养美食? 有毒垃圾?

动物肝脏有没有"毒"

肝脏是重要的代谢器官,进入体内的某些有毒有害物质(如重金属、兽药、农药等)会在肝脏中经过代谢、转化而排出体外。肝功能下降或有毒有害物质摄入过多时,毒素就可能蓄积在肝脏中。不过,如今市场上的肉用肝脏都来自圈养的动物,一般在使用兽药后会有一定的停药期,以确保药物排出体外,成为合格产品在市场上销售,这些肝脏烧熟后即可放心食用。

 动物肝脏的营养价值

动物肝脏含有丰富的蛋白质、维生素,营养价值非常高,被称为"维生素A之王",而维生素A对维持正常视力具有重要作用。每百克猪肝维生素A的含量约5 000微克,每百克鸡肝、牛肝、羊肝的维生素A含量高达上万微克。动物肝脏还富含铁,能预防缺铁性贫血。另一方面,动物肝脏的胆固醇含量也很高,每百克猪肝含胆固醇288毫克,每百克鸡肝含胆固醇356毫克,是瘦肉的3~4倍。

 动物肝脏能不能吃

答案是能吃,但要适量。成人可每月食用动物肝脏2~3次,每次25克左右。只要不大量食用,健康人完全可以代谢动物肝脏中的胆固醇和可能存在的有害物质,无需担心。对肥胖、血脂异常、心脑血管疾病患者来说,动物肝脏中的胆固醇会对血脂产生不良影响,应限制肝脏摄入。

 如何健康吃肝脏

首先,动物肝脏属于特殊肉制品,从安全方面考虑,应优先选择鸡肝、鸭肝等禽类肝脏,其次是猪肝。牛等大型动物生长时期较长,肝脏中积累的毒素较多,不宜食用。

其次,要从正规的渠道购买,选择有动物产品检疫合格标志的肉用肝脏,勿食野味。肝脏烹饪前要清洗干净,烹饪时煮熟炒透,以确保食用安全。

最后,肝脏不可长期过量食用。在不考虑其他来源维生素 A 摄入的情况下,每天吃 60 克猪肝已达到维生素 A 的安全剂量上限。维生素 A 可以在体内蓄积,过多摄入肝脏容易引起维生素 A 中毒。

腊肠久放不坏的秘密

小雪过后,民间有"冬腊风腌,蓄以御冬"的习俗,一串串红彤彤的腊肠也是不少中国人心中的年味。我国幅员辽阔,腊肠亦是种类繁多,其中常见的有广式腊肠、川味腊肠等。广式腊肠仅使用盐、糖、酱油、酒以凸显食材的本味,而川味香肠另外添加了花椒粉、辣椒粉、胡椒粉等调味料,在柏油树枝熏烤的加持下也别有一番风味。品尝美味的同时,你是否想过为何生肉易腐败,而腊肠却能长久保存呢?

 秘诀在于腊肠的制作方法

腊肠是在冬天将肉类以盐腌渍,后风干或熏干制成的。盐是腌制过程中最重要的调料。用盐腌制肉制品,盐会渗入肉制品组织中,使水分活度降低,提高渗透压,形成高渗环境,而微生物细胞内渗透压较低,水分会从渗透压较低处流向渗透压较高处,使微生物脱水死亡,从而延长肉制品的保存期。同时,盐溶液可提取出盐溶蛋白及保水性蛋白,形成三维立体网状结构,使肌原纤维吸水膨胀,水分得以保留,肉质色泽加深。此外,为免肠衣携带微生物,其也需要进行加工处理。

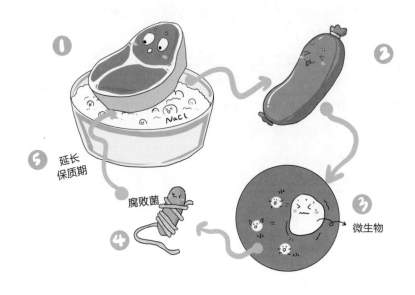

腊肠迷人的香气从何而来

腊肠成熟过程中,在组织酶、微生物酶等的作用下,蛋白质、脂肪和浸出物的变化造就了独特的风味。游离氨基酸、脂肪、还原糖等风味前体物质经降解、氧化、美拉德反应等过程后,形成具有特殊风味的酚、醛、酮、酯、醇类和短链脂肪酸等物质。不同地区的腊肠因所含的风味物质组成不一,风味也各不相同。广式腊肠的主要挥发物质包括酯类(如具有果香的乙酸乙酯、具有强烈甜果香的丁酸乙酯及果香和酒香兼具的己酸乙酯)及少量醇类(如乙醇)。川味腊肠的特征风味物质则是酚类,这依赖于其烟熏及烘烤过程。

腊味因冬天而生,随冬天而去,是华夏儿女智慧的体现,也寄托了大家对新一年美好生活的期盼。需要提醒的是,作为高钠的加工肉制品,腊肠虽好,但不要贪嘴。

冬日火锅"解牛"之道

不少牛肉火锅爱好者对菜单里琳琅满目的名称感到困惑:牛上脑是脑子吗? 牛腱子好吃吗? 吊龙是什么? 为什么价格差这么多? 最后只能含泪点下唯一认识的"肥牛"。那肥牛又是什么部位呢? 让我们以潮汕火锅为例,聊聊火锅中的"牛"。

1. 潮汕火锅牛肉图鉴

在潮汕火锅中,牛肉被分成脖仁、吊龙、匙仁、匙柄、肥胼、胸口朥、三花趾、五花趾等。下面介绍比较有特点的几种。

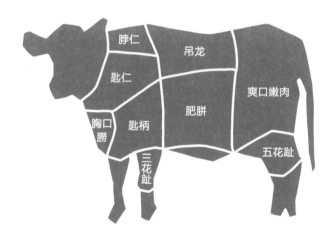

脖仁位于牛肩背脊前侧,与颈部相连,是牛运动最频繁的部位,因此肌肉发达而脂肪较少。此处的脂肪呈点状分布于肌肉间,形成如大理石般的花纹。脖仁肉质细嫩多汁,肥瘦适中,十分适合涮火锅。不过由于对纹路的要求较高,每头牛只能出品约 1000 克脖仁。

吊龙是牛外脊处的一长条肉,西餐中的眼肉、西冷等都属于吊龙。其肥瘦比约为 1∶3,脂肪呈条状分布,因此口感层次丰富,可在软嫩与劲道之间

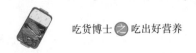

不断变化。

肥胖和胸口朥是脂肪含量较高的部分。肥胖是牛腹部的双层肉，皮下脂肪与肌肉交叠在一起；而胸口朥则是牛前胸的一块脂肪。这类肉含有大量饱和脂肪酸和胆固醇，若长期大量食用，会增加肥胖、冠心病、高血压等疾病的发生风险。

大家在餐厅普遍爱点的肥牛其实并不特指牛身上的哪一块肉，而是将牛肉经过排酸处理后切薄，将肥肉和瘦肉分层叠加压实后，方便火锅涮烫的一种"人工产物"。

2. 潮汕火锅食用指南

肉的涮烫顺序和时间很有讲究。潮汕火锅以清汤为底，为了获得逐步递进的味觉体验，涮烫时应遵循"先瘦后肥"的原则，避免肥肉的脂肪过早浸出而错过汤底原本的味道。其他配菜应在牛肉之后下锅，以更好地吸收牛肉的鲜香。

涮烫时间要结合不同部位牛肉的特点及厚薄程度进行综合考量，时间过长会影响口感，也会使蛋白质、维生素等营养成分流失。时间太短又会夹生，引起食品安全隐患。一般潮汕火锅中的牛肉为鲜牛肉且较薄，涮烫10～12秒为佳。

古有庖丁，今有我等为火锅再次"解牛"。牛肉的奥秘还待不断探索，快拉上小伙伴一起"实践出真知"，吃冬天的第一顿火锅吧！

吃火锅配这两样，健康值"蹭蹭"涨

"秋天的第一杯奶茶"还没下单？冬天的第一顿火锅不会再错过吧？约上三五好友，来上一顿火锅，是寒冬最享受的事。火锅虽好，但不要贪吃。

火锅潜在的健康危害

1. 火锅能量高,易导致肥胖

一顿火锅平均能量约为 2 000 千卡(8 372 千焦),约是一个成年人一天所需的总能量。火锅富含油脂和胆固醇,会对健康造成一定的负担。

2. 嘌呤含量高,易引起痛风

火锅中常见的牛羊肉、海鲜等食材嘌呤含量高,摄入过多会影响血尿酸水平。如果再配上啤酒,更易使体内的乳酸堆积,抑制尿酸排出。

3. 没涮熟的肉,易有寄生虫

很多人追求鲜嫩口感,涮肉时稍微烫一下就吃,而肉往往没有熟透,食之可能感染寄生虫,从而引起多脏器损害。

但是,不能因为这些就放弃火锅的快乐吧? 学会这样吃火锅,健康快乐伴你行!

1. 吃火锅后吃点水果

火锅一般都比较油腻、辛辣、易上火,吃一些偏寒性的水果(如猕猴桃、梨、西瓜),既能补充维生素,又能促消化、降火。

2. 吃火锅后补充水分

可选择温开水、清茶或酸奶。温开水促进消化;清茶解腻清口、下火;酸奶保护肠胃,帮助消化吸收。最好在吃完火锅后一小时再喝冷饮。

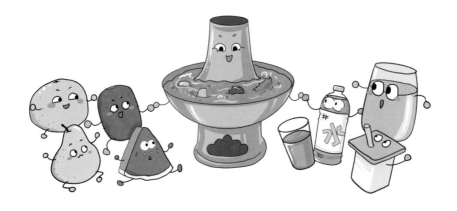

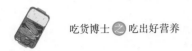

有没有发现火锅的品种很多呢？其实，不同人群有属于自己的专属锅底。选对吃法，更利于身体健康。

● 川味火锅：对大部分人而言，只适合聚会一时"爽"。慢性咽炎、口腔炎、胃病、皮肤病、痔疮、肛裂患者，经常流鼻血、牙龈出血、体质偏热者及孕妇等忌食。

● 羊肉火锅：羊肉温补，冬天吃可以强身健体，帮助御寒，适合手脚易冷的女性；"热体质"、素有痰火、感冒初期、服用泻药者，急性扁桃体炎、咽炎、鼻炎、支气管炎、肝脏疾病及疮疖患者忌食。

● 海鲜火锅：中医认为，瘦人多有"火"，而大多数海鲜偏寒凉，又富含蛋白质，比较滋补，适合体重较轻的人群。海鲜富含嘌呤，糖尿病、高血压、血脂异常、痛风患者及对海鲜过敏者忌食。

● 菌类火锅：适合肥胖、血脂异常者等需要控制油脂摄入的人；注意避免食用有毒菌类。痛风、慢性胃炎患者及对菌类过敏者忌食。

越贵的鸡蛋越好吗

鸡蛋营养丰富，是人类理想的天然食品，也是中国人餐桌上最常见的食物之一。如今在市场上买鸡蛋可不是一件简单的事情，随便逛逛，"笨鸡蛋""山鸡蛋""土鸡蛋""五谷虫鸡蛋""茶园鸡蛋""有机野山鸡蛋"等琳琅满目，都打着"更营养、更安全"的旗号，价格较高。越贵的鸡蛋真的越安全、越有营养吗？

 越贵的鸡蛋越有营养吗

不论是不同品种的鸡蛋，还是不同禽类的蛋，蛋白质、碳水化合物、脂肪、各种矿物质和维生素的含量都差距不大,营养价值相当。"贵族鸡蛋"营养更好的说法完全是无稽之谈。

常见蛋的营养成分含量

营养成分	鸡蛋(白皮)	鸡蛋(红皮)	鸡蛋(土鸡)	松花蛋(鸡蛋)	鸭蛋	松花蛋(鸭蛋)	咸鸭蛋(生)	鹅蛋	鹌鹑蛋
食部(%)	87	87	88	83	87	90	88	87	86
水分(克)	75.8	77.1	72.6	66.4	70.3	68.4	61.3	69.3	73.0
能量(千焦)	578	599	578	745	753	716	795	820	670
蛋白质(克)	12.7	12.2	14.4	14.8	12.6	14.2	12.7	11.1	12.8
脂肪(克)	9.0	10.5	6.4	10.6	13.0	10.7	12.7	15.6	11.1
碳水化合物(克)	1.5	0	5.6	5.8	3.1	4.5	6.3	2.8	2.1
胆固醇(毫克)	585	/	1 338	595	565	608	647	704	515
维生素 A(微克视黄醇当量)	310	/	199	310	261	215	134	192	337
视黄醇(微克)	310	138	199	310	261	215	134	192	337
硫胺素(毫克)	0.09	0.05	0.12	0.02	0.17	0.06	0.16	0.08	0.11
核黄素(毫克)	0.31	0.11	0.19	0.13	0.35	0.18	0.33	0.30	0.49
维生素 E(毫克)	1.23	2.29	1.36	1.06	4.98	3.05	6.25	4.50	3.08
钙(毫克)	48	44	76	26	62	63	118	34	47
磷(毫克)	176	182	33	263	226	165	231	130	180
铁(毫克)	2.0	1.0	1.7	3.9	2.9	3.3	3.6	4.1	3.2
锌(毫克)	1.00	0.38	1.28	2.73	1.67	1.48	1.74	1.43	1.61

数据来源:《中国食物成分表标准版(第 6 版)》,以每 100 克可食部计。

 越贵的鸡蛋越安全吗

　　上海市疾病预防控制中心在 2012—2015 年曾 4 次从上海 6 个区购买不

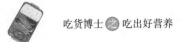

同品种的鸡蛋,对其中的金属元素(铝、镉、汞、铅等)、非金属元素(砷、氟等)、真菌毒素及兽药残留等多种化学污染物进行了测定,检测结果均表明目前市面上的鸡蛋是安全的。

散养鸡蛋的安全性可能更难保证。因为散养鸡的生活环境不受控制,无法保证每天饲喂食物的安全性;卫生状况不好把控,鸡蛋容易受到粪便污染;产蛋量不固定,对出售时鸡蛋的新鲜程度造成影响。

 鸡蛋口感哪家强

散养鸡蛋蛋黄较大,更适合做煮蛋和煎蛋。而其他鸡蛋蛋清较多,适合做蒸蛋羹和打蛋花。虽然不同鸡蛋间口感略有差异,但无好坏之分。

 如何挑选新鲜的鸡蛋

- 看:新鲜鸡蛋蛋壳上附有一层白霜,蛋壳颜色鲜明,气孔明显。
- 摇:轻轻摇动,没有声音的是新鲜鸡蛋,有水声的则是陈蛋。
- 试:将鸡蛋放入冷水中,下沉的是新鲜鸡蛋,上浮的是陈蛋。

不同类型牛奶该怎么选

喝牛奶的好处很多,牛奶已经成为人们的生活必需品。市面上的牛奶琳琅满目,有常温奶、冷藏奶、低脂奶、进口奶等不同类型,让人眼花缭乱。这些牛奶有什么区别,我们该怎么选呢?

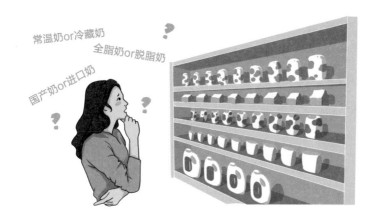

常温奶or冷藏奶
全脂奶or脱脂奶
国产奶or进口奶

常温奶与冷藏奶：差别不大

常温奶和冷藏奶的差别主要是由消毒方式不同导致的。

常温奶又称超高温灭菌奶，采用超高温瞬时灭菌技术处理，135～145 ℃加热 4 秒左右，以达到瞬间灭菌的目的。常见的常温奶是利乐包装的牛奶，保质期较长，一般可以达到 1～6 个月。

冷藏奶又称巴氏奶，是经巴氏消毒法处理的鲜奶，通常采用 72～85 ℃加热 10～15 秒的方法，全程冷链运输保藏。冷藏奶一般保质期较短，4 ℃可保存 1～7 天。

冷藏奶采用低温灭菌，不会破坏牛奶中的免疫活性物质，B 族维生素损失也较小，但储存和携带没有常温奶方便。如果喝牛奶的最主要目的是摄入优质蛋白质和钙，这两种营养成分的含量在冷藏奶和常温奶中并没有多大区别，大家可以根据自己的习惯选择。

全脂奶与脱脂奶：脱脂奶更贵

全脂奶的脂肪含量一般为 3％～4％；脱脂奶脱去了牛奶中大部分脂肪，脂肪含量降到 0.5％以下；低脂奶脂肪含量介于前两者之间，一般为 1.0％～1.5％。后两者因脱去脂肪，口感和脂溶性维生素含量会有所下降。

如果每天喝 300 毫升牛奶，会摄入约 12 克脂肪，相比人们每天脂肪的需

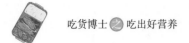

要量(约 60 克)其实并不算多。我们完全可以通过调整饮食结构、少吃一些肉以保证脂肪摄入量适宜,相比于选择低脂或脱脂奶,这也是更为健康的选择。

对减肥者而言,低脂或脱脂奶是更好的选择。其他人选择全脂奶更划算,毕竟脱脂奶还需对全脂奶进行二次加工,成本更高,选择它无异于"花更多的钱,买更少的营养成分"。

 国产奶与进口奶:不迷信进口

有些人认为"进口奶比国产奶安全,喝牛奶应只喝进口的",事实真的如此吗? 根据 2019 年深圳市消委会公布的市售常温牛奶检测结果,国产牛奶在品质、安全和卫生等 16 个指标上的表现都不输进口牛奶,甚至更优。

选牛奶时,根据个人喜好和营养需求选择适合自己的即可,不必纠结于保质期长短、进口与否等不重要的因素。

乐享大闸蟹,兼顾健康、安全

大闸蟹学名为中华绒螯蟹,是一种淡水蟹,因其独特风味和营养价值而广受欢迎。相信大家都吃过不少大闸蟹,清蒸、油爆、熬粥……想想都让人垂涎三尺。但只知道大闸蟹有多少种吃法还远远不够,快来了解一下怎样健康、安全地吃蟹吧!

 大闸蟹的营养价值

大闸蟹的蛋白质为优质蛋白质,氨基酸模式与人体蛋白质接近,生物利用度高,不仅可以维持健康,还能促进生长发育。大闸蟹 80% 的蛋白质存在于蟹肉中,90％的脂肪存在于蟹黄蟹膏中。大家喜欢吃的"蟹黄"是雌蟹的性腺和肝脏,而"蟹膏"是雄蟹的性腺。雄蟹的肝脏也叫蟹黄,但不明显。

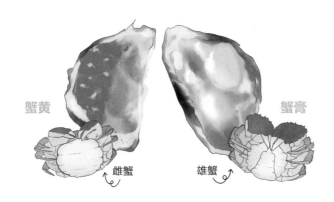

蟹黄和蟹膏均含有 17 种氨基酸,且大部分为人体所需的必需氨基酸。此外,蟹黄和蟹膏还含有大量脂肪,其中 60％以上是不饱和脂肪酸,40％以上是以油酸为主的单不饱和脂肪酸。11 月出产的大闸蟹二十碳五烯酸(EPA)和二十二碳六烯酸(DHA)等多不饱和脂肪酸的含量最高。不饱和脂肪酸具有改善神经功能、抗氧化、保护心血管等作用,对健康有很大益处。

此外,大闸蟹还富含胆固醇、卵磷脂,含有维生素 A、维生素 D 和维生素 E,以及钙、磷、镁、锌等矿物质,适量食用不仅为餐桌增添鲜美,也有益健康。

 大闸蟹的安全问题

有人担心同时食用大闸蟹和富含维生素 C 的水果会导致砒霜中毒。这里给大家辟谣,从正规渠道购买的大闸蟹一般符合国家食品安全标准(水产动物的无机砷不超过 0.5 毫克/千克),砷含量很低,经消化后生成的砒霜含量更是微乎其微,不会对人体造成危害,可放心食用。

 食用大闸蟹需注意的其他问题

① 大闸蟹的嘌呤含量为中等水平,痛风患者和尿酸代谢异常者应少吃。
② 大闸蟹脂肪含量高,尤其是胆固醇,血脂异常和胆固醇代谢异常者应少吃。

③ 应食用新鲜、熟制的螃蟹,因为死蟹或久置熟蟹易滋生细菌,可引起食物中毒,也不宜生食螃蟹,以免引起寄生虫感染。

④ 对海鲜过敏者禁食螃蟹。

⑤ 产自土壤或水域污染较为严重地区的大闸蟹不宜食用。

如何选好油

橄榄油、花生油、菜籽油、大豆油、调和油……各种食用油琳琅满目。不同食用油的脂肪酸种类不同,营养价值也不尽相同,油选得好可以让食物既营养又美味。那么,应该怎么选呢?

常见食用油的脂肪酸组成

油脂种类	饱和脂肪酸(SFA)(%)	单不饱和脂肪酸(MUFA)(%)	多不饱和脂肪酸(PUFA)		总维生素E(毫克/100克)
			亚油酸(LA)(%)	α-亚麻酸(ALA)(%)	
大豆油	15.9	24.7	51.7	6.7	93.1
花生油	18.5	40.8	37.9	0.4	42.1
橄榄油	15.5	71.2	12.3	1.0	/
亚麻籽油	9.5	17.8	37.1	35.9	389.9
茶油	10.0	78.8	10.0	1.1	27.9
玉米油	14.5	27.7	56.4	0.6	50.9
菜籽油	13.2	58.8	16.3	8.4	60.9
棕榈油	43.4	44.4	12.1	0	15.2
葵花籽油	14.0	19.3	63.2	4.5	54.6
猪油(炼)	43.2	47.9	8.9	0	5.2
牛油	61.8	34.0	1.9	1.0	/
羊油	57.3	36.1	2.9	2.4	1.1

● 大豆油

营养特色:饱和脂肪酸较少,含有丰富的单不饱和脂肪酸和多不饱和脂肪酸,还有较多的维生素 E 和大豆磷脂,能降低血清胆固醇,预防心血管疾病。

食用方式:因其热稳定性较差,不适合高温煎炸,适合低温烹调,制作面点、调馅、炖煮及煲汤等。

● 花生油

营养特色:含多种脂肪酸甘油酯,香味浓郁,含有约40%单不饱和脂肪酸和38%多不饱和脂肪酸,还含有丰富的维生素 E、叶酸盐、植物固醇、黄酮等。

食用方式:煎、炒、炸等 200 ℃以下高温烹饪皆可。

● 橄榄油

营养特色:以单不饱和脂肪酸为主,亚油酸、α-亚麻酸等多不饱和脂肪酸比例较低,也是世界最佳膳食模式——地中海饮食中很重要的部分。

食用方式:烟点较低,不适合煎、炸、炒,凉拌是较好的选择。

● 亚麻籽油

营养特色:又称胡麻油,含有丰富的亚油酸和α-亚麻酸,对人体有保健功效。

食用方式:热稳定性较差,不宜高温烹饪,以凉拌为宜,煮好的汤或粥也可以滴几滴调鲜、增香。

● 茶油

营养特色:味道清香,不易变质。含有大量单不饱和脂肪酸,对降低胆固醇、改善血脂有益,但必需脂肪酸含量较低。

食用方式:可生吃,也可热炒、煎炸、烧烤等。

● 玉米油

营养特色:又称玉米胚芽油,含丰富的亚油酸和维生素 E,可降低胆固醇,也可抗氧化,不易变质。

食用方式:烟点高,适合煎炸和烹炒。

● 菜籽油

营养特色:含有丰富的单不饱和脂肪酸和维生素 E。必需脂肪酸含量不算多,可能含有芥酸,芥子苷等不利于生长发育的物质,营养价值比一般植物油低。

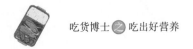

食用方式：适合炒菜或煮菜，也可用于油炸，生食有异味。

● 棕榈油

营养特色：含有大量饱和脂肪酸和单不饱和脂肪酸，不易氧化，较稳定，气味和味道皆优。但必需脂肪酸含量很低。

食用方式：适合油炸。

● 猪油

营养特色：含有较多饱和脂肪酸和单不饱和脂肪酸。有补虚、润燥、解毒的作用，还有独特的香味，可增进食欲。

食用方式：相比其他食用油稳定性好，不易氧化，适合炒菜。

选择合适的油，配合最佳的烹调方法，才能充分扬长避短。但不管怎么搭配，每天摄入食用油都不宜超过 30 克。

延伸阅读：低脂的健康月饼，你值得拥有！

月饼是典型的高脂食品，制作它离不开食用油。不少人想吃月饼又担心摄入过多油脂，实际上，只要注重食用油等原材料的选择和制作方法，吃月饼也可以兼顾健康与美味。下面的视频可以教大家 DIY 几种低脂、低糖、高颜值的冰皮月饼。

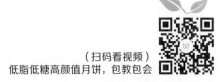

（扫码看视频）
低脂低糖高颜值月饼，包教包会

探秘厨房中的"隐形盐"

人类吃盐的历史和人类的历史一样悠久，早在 6 000 多年前的新石器时代,我们的祖先就已经开始用陶器煮泉水的方法制盐。食盐是烹饪中最常用的调味品,"盐有咸味,咸能保鲜"。因此,在汉字中,"咸"和"鲜"的拼音几乎是一样的。

现如今,我国居民的盐平均摄入量远超《中国居民膳食指南(2022)》的推荐水平(成年人每天摄入食盐不超过5克)。长期吃盐过多不仅会引起血压升高,还会增加脑卒中等疾病的发生风险。想要保持健康,必须少吃盐。

不同人群的食盐推荐摄入量

幼儿		儿童			成人	
2~3 岁	4~6 岁	7~10 岁	11~13 岁	14~17 岁	18~64 岁	65 岁以上
<2 克/天	<3 克/天	<4 克/天	<5 克/天	<5 克/天	<5 克/天	<5 克/天

少吃盐的含义,真的只是少吃白花花的食盐吗? 其实,我们的厨房中还隐藏着许多"隐形盐"。

咸味调味品六杰,谁"一马当先"

人们生活中经常使用的鸡精、味精、生抽、老抽、酱油、蒸鱼豉油等,都是有咸味的调味品,你知道它们到底有多少盐吗? 我们分别检测了以上6种咸味调味品的盐浓度。结果显示,鸡精的含盐量是最高的(达73.8%)。是不

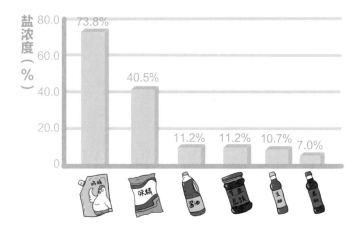

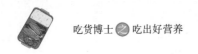

是觉得有些不可思议? "平平无奇"的鸡精竟然是隐藏盐的高手!

烹饪时不放盐并不代表菜肴里没有盐,如何在保证美味的前提下少吃盐? 这里教给大家 3 个小妙招,快来一起学习吧!

① 少吃含盐量高的预包装食品。

② 少放食盐及鸡精、味精等含盐量较高的调味品,保证食物"原汁原味"。烹制食物时可以添加适量醋、辣椒、葱、姜、蒜等以增味提鲜,减少对咸味的依赖。

③ 吃菜时尽量少蘸汤汁或用汤汁拌饭,这一点是非常重要的。我们做过实验,结果显示,做番茄蛋花汤时加入的盐有 87% 都留在了汤汁里,所以吃菜时要尽量少喝汤汁。

少吃盐,会吃盐,吃好盐,才能做饭不咸、吃菜有鲜、生活悠闲!

（扫码看视频）
探秘厨房中的"隐形盐"

降低烧烤健康风险的 7 个妙招

夏天热闹的烧烤摊,弥漫着孜然和油脂的香气,一桌肉,几瓶酒,三五好友围坐,好不惬意。"撸串"虽爽,但烧烤有 7 个健康隐患,你知道吗?

1. 盐、糖摄入超标

重口味是烧烤的统一"气质"。吃烧烤时,不仅会大量加入各种调料,桌上还备着多种蘸料,不知不觉中,摄入的盐、糖就超标。

2. 腌制产生致癌物亚硝胺

腌制时间过长或储存不当时,肉中的蛋白质分解所产生的胺类会和亚硝酸盐反应,产生致癌物亚硝胺。

3. 高温破坏营养

食物在烧烤的过程中,维生素会遭到破坏,氨基酸也会损失,营养价值大大降低。

4. 炭化产生致癌物苯并芘

当食物被烧焦或炭化时,有机物受热分解,食物中的致癌物苯并芘含量会显著增加。

5. 消化道黏膜损伤

烧烤食物多加入了辣椒、胡椒等辛辣、刺激性调味品,加之烧烤一般要"趁热吃",经常吃可能会损伤消化道黏膜。

6. 肉质难保障

烧烤肉品大量使用多种调味料,很有可能掩盖食材本身的味道,便无法识别其是否新鲜。

7. 寄生虫感染风险

烧烤食物往往外焦里嫩,有时肉或水产品内部并未熟透,人食用后感染寄生虫的风险大大增加。

虽然烧烤有很多健康隐患,但很多人难以割舍撸串的快乐。请收好以下7个对付烧烤健康风险的妙招吧!

1. "明火少少"

少用明火,可选择多功能自动烧烤的场所,将烧烤加热温度调控在合理范围内,减少有害物质产生。

2. "手举高高"

如果不能避免明火,烧烤时食物尽量离火远一点,可减少致癌物产生。研究显示,烤香肠时,香肠直接接触火源与两者距离5厘米时相比,成品中的苯丙芘含量从10.7微克/千克降至0.67微克/千克。

3. "锡纸包包"

烧烤时,可用锡纸将食物包起来。这样既可避免油脂下滴,引起着火,也可避免食物烧焦。

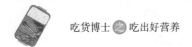
4. "番茄酱浇浇"

少用辛辣、味重的调味品，不仅更能体会到食物本身的味道，也更加健康。用一些番茄酱可使肉块不会升温过快，番茄酱含有的番茄红素还具有抗癌、抗氧化作用。

5. "蔬果配配"

吃烧烤时最好能配些新鲜蔬果，蔬果中的维生素 C 和维生素 E 等除可抑制致癌物的产生外，还能阻断致癌的自由基反应。

6. "可乐拜拜（Bye bye）"

可乐配烧烤是很多人的最爱，但这样会增加健康风险。可乐含有大量磷酸和咖啡因，大量饮用会抑制人体对钙的吸收和沉积，导致钙流失，增加骨质疏松症的发生风险。可乐还含有大量添加糖，长期饮用易导致肥胖。

7. "少吃为妙"

烧烤存在很多健康风险，要严格控制食用频率和制作方法。"串友"们还是"少吃为妙"。

传说中的辣木籽，真有那么"神"吗

辣木籽是辣木树的种子，过去常被印度素食者食用。辣木树起源于印度，目前在非洲等热带、亚热带地区均有种植。

辣木籽的三大特点

1. 高脂肪

辣木籽脂肪含量为 40% 左右，以不饱和脂肪酸为主。不饱和脂肪酸有调节血脂、降低血黏度、保护视网膜等作用。

2. 高蛋白质

辣木籽蛋白质含量约为 37%（牛肉、猪肉约为 20%～30%），其中人体必需氨基酸占 35%。

3. 高维生素 E

每 100 克辣木籽的维生素 E 含量约为 751 毫克，是豆油的 12 倍。维生素 E 在保护视力、维持女性激素分泌和皮肤抗氧化等方面有重要作用。

此外，辣木籽还含有较多钾、磷、维生素 A、维生素 C 和 B 族维生素等营养素。

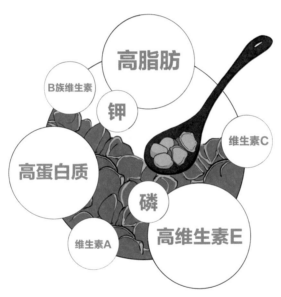

 辨别网络传言真伪

1. 辣木籽是对抗营养不良的健康食品。（√）

营养不良可分为两种：热能严重不足和蛋白质缺乏。辣木籽是高脂肪、高蛋白质食物，在特定情况下可有效对抗营养不良。

2. 辣木籽能清除血液垃圾，养护心血管。（×）

仅通过摄入几粒辣木籽，不足以达到清除血液垃圾、养护心血管的效果。可通过调节膳食中的脂肪比例，减少饱和脂肪酸（肉类、动物油）摄入，增加不

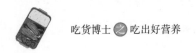
饱和脂肪酸(深海鱼、橄榄油)摄入养护心血管。

3. 辣木籽含有的亮氨酸减肥效果好,国外已开发了辣木减肥茶。(×)

食用辣木籽以粒为单位,且辣木籽中亮氨酸仅占总氨基酸的 2%,其提供的亮氨酸数量远不及减肥的需求量。印度和非洲等热带地区辣木树较多,提取亮氨酸成本较低,故常用辣木籽提取亮氨酸,制成相关减肥产品,但这类产品与直接食用辣木籽的减肥功效有很大区别。不过,食用鲜辣木籽时容易因口渴而大量饮水,由此产生饱腹感可能有一定的减肥作用。

4. 辣木籽对便秘有明显改善作用。(×)

辣木籽中膳食纤维的含量仅为约 1%,且单次食用辣木籽的量一般较少,摄入的膳食纤维不足以充分刺激肠道蠕动。

 如何正确食用辣木籽

- 将辣木籽制成辣木籽油,以食用橄榄油的方式食用。
- 将辣木籽磨成粉,在制作糕点、烘焙饼干等时少量添加。

反式脂肪酸的"是是非非"

反式脂肪酸摄入过多会增加心血管疾病的发生风险,也是导致现代人超重、肥胖的"元凶"之一。含反式脂肪酸的食品(如零食、面包、糕点)随处可见。作为消费者,怎样才能练就一双"火眼金睛",尽量避免购买及食用含反式脂肪酸的食品呢?

1. 阅读配料表

反式脂肪酸有不少漂亮"马甲","乔装打扮"后便能神不知鬼不觉地混进配料表中。但它的"花名"也有规律可循,只要留心以下几个关键词,就能轻松识破。

- "氢化":如氢化油、氢化脂肪、氢化棕榈油等。
- "精炼":如精炼植物油、精炼棕榈油等。
- "起酥":如起酥油、植物起酥油等。
- "人造":如人造奶油、人造黄油、人造脂肪等。
- "植":如植物奶油、植物黄油、植脂末等("植物油"不是)。
- "代":如代可可脂等。

2. 阅读营养成分表

对配料或生产过程中使用氢化油脂的食品,反式脂肪酸为强制标识内容。如果营养成分表中没有"反式脂肪酸"这一项,说明该食品没有使用氢化或部分氢化的原材料,选购时可以优先考虑。

《预包装食品营养标签通则》对"无或不含反式脂肪酸"含量声称的要求为≤0.3克/100克(固体)或100毫升(液体)。因此,食品包装上印有"无反式脂肪酸""不含反式脂肪酸"或营养成分表中反式脂肪酸含量为"0",并不代表其真的不含反式脂肪酸,只是含量比较少。

3. 注意"重点"种类

选购巧克力时,应选择原料为可可脂、可可液块、可可粉,而非代可可脂的产品。选购威化饼干、夹心饼干、涂层饼干时留心配料表和营养成分表。蛋黄派、巧克力派、蛋卷、蛋黄酥、软面包、蛋糕、速溶咖啡、速溶奶茶、膨化食品等也是反式脂肪酸的"重灾区",选购时应查看营养标签。

4. 结合价格、风味及售卖场所评判

一些现制现售食品,如大家喜爱的奶茶、现烤面包、糕点、炸串等并没有营养标签可供参考,可结合其他因素推断:为压缩成本,路边的便宜糕点很可能使用的是人工黄油,廉价的珍珠奶茶大多是用植脂末冲调的,小摊的手抓饼、炸火腿肠油常会反复使用,不宜多吃。

不过,中国人的饮食模式相对来说摄入反式脂肪酸不多,无需过于担心。有证据显示,中国居民反式脂肪酸平均摄入水平低于世界卫生组织建议的限值,健康风险较低。因此,只要不长期大量摄入含反式脂肪酸的食物,偶尔满足口腹之欲还是可以的,毕竟谁能拒绝美味呢?

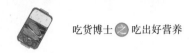

如何挑选健康、美味的年货

春节是中国最重要的传统节日,买年货作为一项传统习俗必不可少,年货中关于"吃"的方面有哪些讲究呢?

 坚果类

年货中少不了坚果的身影。坚果类富含蛋白质、不饱和脂肪酸、维生素和各种微量元素等,常吃对预防和改善癌症、心血管疾病有好处。

常见坚果的营养成分

名称	蛋白质(克)	脂肪(克)	碳水化合物(克)	维生素 E(毫克)
杏仁	22.5	45.4	23.9	18.5
腰果(熟)	24.0	50.9	20.4	6.7
核桃(干)	14.9	58.8	19.1	43.2
山核桃(干)	18.0	50.4	26.2	65.6
葵花子(炒)	22.6	52.8	17.3	26.5
花生(炒)	21.7	48.0	23.8	12.9
松子(炒)	12.9	40.4	40.3	28.3

数据来源:《中国食物成分表标准版(第6版)》,以每100克可食部计。

食用坚果还需注意以下几点:

① 坚果属于高能量密度食物。推荐每天10克果仁(小半把),长期超量吃容易长胖;

② 坚果油脂含量过高,血脂异常、冠心病、动脉硬化、糖尿病等患者不宜食用;

③ 加工过程通常会加入较多的盐、糖和油,故最好选择原味坚果;

④ 选择独立小包装坚果,便于储存并控制每日摄入量。

 水果类

新鲜水果是最适宜的年货之一,营养丰富,口感好,每天宜吃 200~350 克,猕猴桃、柑橘、梨等当季水果最佳。

 糖果类

过春节,招待宾客时总少不了一盘五颜六色的糖果。但不宜吃过多糖。尤其是小朋友,长期吃糖不仅会为口腔细菌提供良好的生长环境,引起龋齿和口腔溃疡,还会抑制钙的吸收,影响骨骼生长发育。

 饮品类

逢年过节,各类饮品也是餐桌上必不可少的元素。牛奶、酸奶富含优质蛋白质、钙等营养素,易消化、吸收,是逢年过节、居家旅行都值得推荐的健康饮品。碳酸饮料和果汁主要成分是水、糖、色素及香料,营养单一,不宜长期饮用。值得注意的是,鲜榨果汁不能代替新鲜水果;含奶饮料普遍添加了较多糖和食品添加剂,奶含量低,不属于奶制品。

 酒类

中国人的酒文化源远流长,酒的种类也很多,不论是哪一类酒,主要成分都是水和酒精,酒精能提供能量,故在营养学上被称为"纯能量食物"。酒能助兴也能伤人,饮酒须适量。《中国居民膳食指南》指出,成年人如饮酒,一天的酒精摄入量不超过 15 克,任何形式的酒精对人体健康都无益处。

常见酒类酒精换算表

类型	含 15 克酒精的剂量（毫升）
啤酒	450
葡萄酒（12 度）	156
黄酒（15 度）	125
38 度白酒	49
52 度白酒	36

大家可以用茶水代替含糖饮料和酒，用新鲜水果代替糖果。需要提醒的是，过年不要暴饮暴食，应合理作息，注意身体健康。

空气炸锅是"致癌杀手"吗

炸鸡翅、炸薯条等油炸食品的诱惑让人无法抗拒，但人们往往对油炸食物望而生畏，担心影响健康。于是，以"无需油炸即可达到酥脆口感"为卖点的空气炸锅应运而生，并火速成为新晋"网红"。但也有报道称，空气炸锅会产生致癌物，这是真的吗？

 空气炸锅的原理

可以说，空气炸锅就是个"带风扇"的烤箱，它主要是用加热的空气代替热油，使食物变熟；同时，热空气还吹走了食物表层的水分，达到近似油炸的效果。

 "空气炸锅致癌"的说法从何而来

食物温度高于 120 ℃时，会产生丙烯酰胺，它被世界卫生组织列为 2A 类致癌物,即对人类很可能致癌,具有神经毒性、生殖毒性和遗传毒性。通常情况下,空气炸锅制作美食时的推荐温度为 140～180 ℃,所以会让大家产生"空气炸锅致癌"的看法。

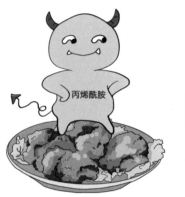
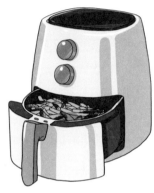

致癌物是空气炸锅特有的吗

要回答这个问题,首先要了解食物产生丙烯酰胺的条件:

● 加工条件:140～180 ℃最易产生丙烯酰胺,加热时间越长,产生越多。

● 食物原料:加工高碳水化合物、低蛋白质的食物时较易产生丙烯酰胺,如土豆、面包等。

● 食物含水量:食物水分含量为 12％～18％时最易产生丙烯酰胺。

很明显,不论是使用空气炸锅,还是普通的煎、炒、烤,都可能产生丙烯酰胺。空气炸锅表示:"这个锅我不背。"据国外相关研究报道,目前丙烯酰胺的每日人均摄入量为 0.3～0.8 微克/千克体重,很低,不需对此过于担心。因此,我国并没有建立其在食品中的限量标准。

巧用空气炸锅,减少丙烯酰胺产生

1. 控制加热温度和时长

使用空气炸锅时,温度尽量控制在 120 ℃以下,时间控制在 10 分钟左

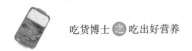

右,能有效减少丙烯酰胺产生。

2. 少烹饪淀粉类食物

少用空气炸锅加工淀粉类食物,如土豆、红薯等。空气炸锅更适合烹饪脂肪或水分多一些的食物,如肉类、蔬菜等。

"格局打开",空气炸锅其实还有很多妙用:

① 加热饭菜:既快速又能保证食物原本的口感;

② 解冻食材:设置为 40~50 ℃,一般半小时即可;

③ 食材预处理:处理需要煎炸的食材,可减少脂肪摄入;

④ 风干食材:可以做香蕉片、苹果干,吃得放心又健康。

可见,空气炸锅并不是"致癌杀手"。掌握正确使用方法,用空气炸锅做一顿美食犒劳自己是极好的,但不宜太频繁。

有机食品的"有机"到底指什么

人们生活条件越好,对"吃"就越讲究。近年来,人们已经不满足于"绿色食品",进而追求主打原生态、纯天然、食品安全要求等级最高的"有机食品"。那么,什么是有机食品? 你买到的有机食品真的"有机"吗?

 何谓有机食品

有机食品是指从生产、处理、加工到销售的全过程都采用有机方法的食品,如不使用合成除害剂、化学肥料、抗生素、生长促进剂、食品添加剂及基因改造和辐照技术处理的蔬菜。常见的有机食品除包括蔬菜、水果、稻米等农作物外,还包括一些奶酪、糖及其加工制品。

有机食品是否更有营养

有机食品最大的特点是贵。在大众心里，贵就对应着"品质好、营养好"。但很遗憾，自1958年英国食品标准局对有机食品进行营养研究，到目前为止，科学家先后进行了近200次独立试验，对比有机食品和传统食品的营养，发现两者在维生素和矿物质含量等方面并没有显著差异。目前并没有证据显示吃有机食品对健康有额外益处。

 有机食品是否更安全

有机食品从生产到加工均采用有机方法，理论上不存在农药残留、兽药残留等问题，安全等级是最高的。然而，安全等级高并不意味着不会出现食品安全问题，如美国某品牌的有机燕麦条曾因受沙门菌污染而被回收。此外，有机农作物由于没有使用农药，保质期会较一般农作物短，故宜趁新鲜食用。

 谨防"有机的食品"骗局

我国有机食品消费量逐年上涨。如今生活中处处可见"有机食品"，部分普通产品"傍名牌"、虚假宣传，蹭"有机食品"的热度，最典型的是标注"有机的食品"。

"有机食品"和"有机的食品"仅一字之差，却有天壤之别。从化学结构上看，几乎所有食品都是有机的食品，包含有机食品和非有机食品（即普通食品、无公害食品、绿色食品等）。而有机食品是有严格要求和标准的，售价也更贵。因此，想买有机食品的朋友，注意不要被"别有用心"的商家用一个"的"字欺骗。

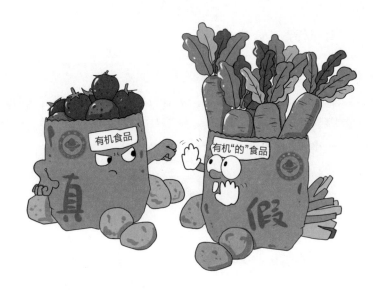

对号称有机食品的产品，如何辨别是不是真的"有机"呢？最简单也最靠谱的是看其标签是否有英文"ORGANIC"和中文"中国有机产品"字样。

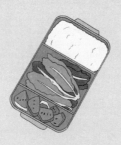

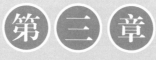

吃出好身体

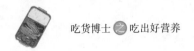

得舒饮食：有效预防高血压

想控制血压，人们总会提到少吃盐和腌制食物，多吃香蕉、芹菜等富钾食物。然而，食物的种类丰富多样，仅依靠多吃几种富钾食物不足以实现控制血压的目的。有人或许会问，难道没有一类既美味可口、又有助于控制血压的饮食吗？其实，早在 1997 年，美国国家心肺和血液研究所就提出了一种能有效预防和控制高血压的饮食模式，称为"得舒饮食"（DASH 饮食）。

DASH 饮食是各种优质膳食成分的组合，其特点是：鼓励增加水果、蔬菜、坚果和豆类、全谷物、低脂乳制品的摄入；降低钠、红肉和加工肉类、油脂、含糖饮料的摄入。从营养素的角度来说，DASH 饮食富含钾、钙、镁和膳食纤维等营养素，同时限制了钠和脂肪，尤其是饱和脂肪的摄入。

我们该如何实行 DASH 饮食呢？

 DASH 饮食的注意事项

- 增加全谷物的摄入。
- 要选择低脂乳制品。
- 适量补充坚果。
- 肉类以脂肪含量较少的去皮禽肉和水产类为主。
- 每天摄入烹调油不超过 20 克，食盐不超过 5 克。

 DASH 饮食应限制摄入的食物

- 脂肪：不吃肥肉和全脂乳制品，每天共食用 2～3 汤匙（约 10～15 毫升）食用油或含适量脂肪的酱料（如蛋黄酱、沙拉酱）。
- 添加糖：避免含糖饮料、糖果和甜品。

● 高盐食物:如腌肉、咸菜等含有隐形盐的食物。

● 酒精:女性每天不超过 15 克,男性每天不超过 25 克。

 "新中式"DASH 饮食

"新中式"DASH 饮食一日食谱举例

餐次	食物	摄入量(熟重)
早餐(7:30)	玉米	1 根(约 100 克)
	低脂高钙奶	1 盒(约 250 毫升)
	蒸鸡蛋	1 个(约 50 克)
上午加餐(10:00)	核桃	3 颗(约 20 克)
午餐(12:00)	杂粮米饭	相当于 1 个拳头大小(约 60 克)
	炒鸡丁	相当于 1 个手掌大小(约 60 克)
	水煮鱼	相当于 1 个手掌大小(约 60 克)
	鹰嘴豆菠菜	相当于 2 个拳头大小(约 250 克)
下午加餐(16:30)	苹果	1 个(约 150 克)
	梨	1 个(约 150 克)
晚餐(18:30)	杂粮米饭	相当于 1 个拳头大小(约 60 克)
	玉米炒虾仁	相当于 1 个手掌大小(约 60 克)
	炒时蔬	相当于 2 个拳头大小(约 250 克)

注:适合体重约 60 千克、从事轻体力活动的老年男性。

融入中医智慧的高血压饮食方案

高血压是一种常见的"富贵病",它本身并不可怕,但由它引起的诸多并发症足以让人"瑟瑟发抖"。高血压的并发症主要包括对心脏、脑、肾脏等重要器官的损害,因此又被称为"无声的杀手"。

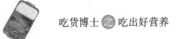

2012—2015 年我国成人高血压患病率为 27.9％，意味着大约每 3 个成年人中就有 1 个高血压患者，且患病率还呈现逐渐上升的趋势。

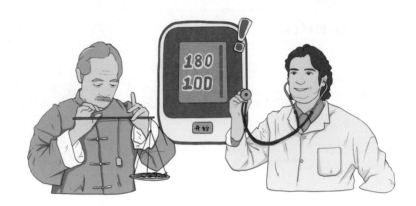

 中医眼中的高血压

在中医学领域，最早在《黄帝内经》中便有"诸风掉眩，皆属于肝"的记载。中医认为，高血压属于"眩晕"范畴，古籍中常有"肝风""头痛""眩晕"等描述，这些症状与高血压最为类似。

高血压患者的饮食原则

① 控制总能量的摄入，保持适宜的体重（BMI＝18.5～23.9 千克/米^2）；

② 减少食盐摄入，＜5 克/天，除食盐外，腌制食品、味精、鸡精、小苏打等也要少吃；

③ 增加钾盐的摄入，钾与钠离子"相克"，可以促进钠离子排出；

④ 适量摄入蛋白质，增加优质蛋白质的摄入；每天需摄入的蛋白质以 1 克每千克体重计算；动物性食物以禽类、鱼类、牛肉等为主，多食用大豆及其制品；

⑤ 摄入充足的膳食纤维和维生素；

⑥ 食物多样化，限制脂肪、胆固醇、精制糖的摄入；

⑦ 戒酒,可以适度饮茶。

当然,高血压患者除要进行正确的饮食管理外,以下 4 点也相当重要:

① 定期监测血压;

② 调节情绪,避免情绪激动;

③ 保证充足睡眠;

④ 劳逸结合,避免过度劳累。

除饮食管理外,中医对血压控制也有一些独特方法,下面推荐两款食疗茶饮方:

1. 山楂荷叶茶

● 用料:山楂 15 克,荷叶 12 克。

● 性味:山楂味酸、甘,性微温;荷叶味苦,性平。

● 作用:有降压消脂之效。

● 饮用方法:可长期饮用。

2. 山楂决明茶

● 用料:山楂 15 克,决明 20 克。

● 性味:山楂味酸、甘,性微温;决明子味甘、苦、咸,性微寒。

● 作用:可降压消脂,缓解早期高血压所致的头痛、目眩等症。

● 饮用方法:可长期饮用。

糖尿病患者水果摄入小技巧

糖尿病近年来在我国的患病率呈井喷式增长。2015—2017 年中国成人糖尿病的患病率已达 12.8%。随着糖尿病患病率的不断上升,越来越多人开始关注自身的饮食情况。在改善饮食的过程中,不得不提到的一种食物就是水果。

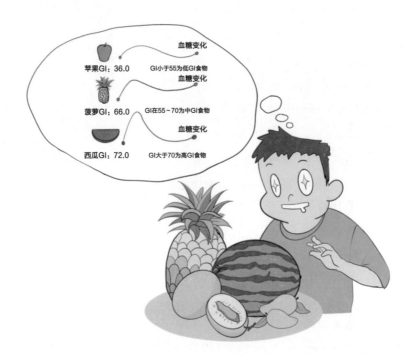

GI 和 GL 有什么意义

一提到饮食,不可避免地要提到两个概念:GI(血糖生成指数)和GL(食物血糖负荷)。GI 的含义已在第一章中介绍,GL 的计算方法如下:

GL=摄入该食物的实际可利用碳水化合物的含量(克)×GI/100

GL≤10,为低 GL;GL 在 10~20 之间,为中 GL;GL≥20,为高 GL。

为什么要将 GL 引入考量范畴呢?因为谷类食品的主要营养成分是碳水化合物,而大部分食物与之不同。比如,让糖尿病患者闻之色变、内分泌医生听了直摇头的西瓜,每 100 克仅含碳水化合物 6.8 克。按照 GL 的计算公式倒推,需要吃近 750 克才能达到高 GL 水平。但实际上 750 克已经远远超出了大部分糖尿病患者单次摄入水果的水平。因此,糖尿病患者少量食用中高 GI 而低 GL 的水果也未尝不可。

不同种类水果的 GI 和 GL

常见水果的 GI 和 GL

种类	食物	GI	GL
温带水果	苹果	36.0	4.9
	梨	36.0	4.8
	桃	28.0	3.4
	葡萄	43.0	4.4
亚热带水果	橙	43.0	4.8
	橘（砂糖橘）	43.0	4.4
热带水果	香蕉	52.0	11.4
	芒果	55.0	4.6
	菠萝	66.0	7.1
	西瓜	72.0	4.2
	哈密瓜	56.0	4.4

　　热带水果总体上比温带和亚热带水果更甜一些。但从表格中可以看出，除个别种类水果外，大部分水果的 GL 差异并不明显。这意味着糖尿病患者只要食用量适宜，就不需要将绝大部分水果视为洪水猛兽。

　　大量研究表明，每日摄入适量新鲜水果对糖尿病及其血管并发症有一定的预防作用。这是因为，水果中含有微量的植物化学物，这些物质对人体心脑血管具有一定的保护作用。

　　因此，糖尿病患者可以每日摄入适量新鲜水果，以温带和亚热带水果（中、低 GI 水果）为主，偶尔嘴馋了也可以吃一点热带水果（或高 GI，但是中、低 GL 的水果），总量控制在 200 克以内即可。

　　最后要注意：糖尿病患者可以吃新鲜水果，但要坚决对果汁说"不"。基本上所有研究结果都指出，饮用果汁及含糖饮料是引发糖尿病的重要因素。

常吃代糖食品，反而会得糖尿病吗

摄入过多糖分会导致肥胖、糖尿病等多种代谢疾病，过高的血糖会对血管、神经造成直接损害，高糖饮食更是多种癌症的高危因素。于是，与天然糖有着相似口感，却不被人体吸收，不进入血液循环，标榜"零糖""零卡"的代糖食品便倍受追捧。

然而，既能享受自舌尖传递到大脑的甜美刺激，又不给身体增加额外负担，这样的好事是真实存在的吗？

 代糖到底是什么

代糖不是糖，而是甜味添加剂，包括以下 3 类。

● 人工代糖：来源于实验室的甜味添加剂，通常含少量能量或不含能量，包括糖精、阿斯巴甜、三氯蔗糖、安赛蜜、纽甜等。

● 糖醇类：来源于水果和蔬菜中的天然膳食纤维，甜度与蔗糖相当，而能量仅为一般糖类的一半，且吸收慢，包括木糖醇、山梨糖醇、赤藓糖醇、甘露醇和异麦芽酮糖醇等，其中赤藓糖醇每克只含有不到 1 千卡（4.186 千焦）的能量。

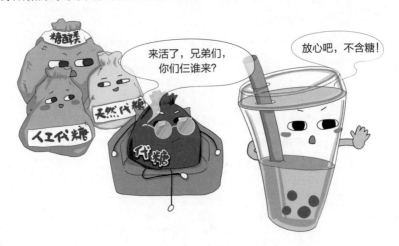

● 天然代糖：从天然植物中提取的甜味添加剂，包括甜叶菊、罗汉果甜苷、甘草甜素、菊粉、糖浆、海藻糖、枣糖等。

目前，我国的食品药品监督管理部门批准了糖精、甜味素、木糖醇等 20 多种代糖作为食品添加剂使用。

食用代糖食品需慎重

注意！代糖食品不等于健康食品。食用代糖食品需要掌握好度，避免大量、长期食用，尤其是以人工代糖为主要甜味添加剂的食品。

1. 代糖破坏肠道菌群平衡

代糖能抑制肠道菌群中有益种群的生长，导致致病菌数量上升。研究证明，人体连续两周、每天摄入相当于 1.2 升代糖饮料的甜味剂后，肠道菌群中对人体有益的双歧杆菌、乳酸菌和拟杆菌种群的数量明显下降，多达 11 种致病菌的数量上升，甚至出现了新的致病菌。

2. 代糖增加 2 型糖尿病发生风险

研究发现，体重及代谢系统正常的健康人服用无能量的人工代糖后，血糖及糖化血红蛋白明显升高。哈佛大学一项纳入近 20 万人的大样本队列研究结果表明，每天喝含人工代糖饮料的人患糖尿病的风险增加了 19%，高于喝含糖饮料患糖尿病的风险。喝带有"无糖"标签（无添加蔗糖）但含人工代糖苏打饮料的青少年，2 型糖尿病的发生风险增加了 58%，高于选择含糖饮料的青少年。

3. 代糖增加肥胖风险

人体摄入大量代糖后，机体会感知到甜味信号，使胰岛素过量分泌，长期刺激易引起胰岛素受体敏感度下降，脂肪分解减少、合成增加，导致肥胖或代谢综合征等。

防治"第四高"——高尿酸，从饮食抓起

　　随着人们生活水平的不断提高，不少人被"三高"找上门来，你知道还有"第四高"严重危害着人们的健康吗？高尿酸血症被认为是继高血压、血脂异常、高血糖之后的"第四高"。顾名思义，高尿酸血症就是由于体内尿酸过多，机体不能完全通过尿液排出，从而导致尿酸在血液中的浓度增加。高尿酸血症最直接的影响是造成痛风，还与肾脏、内分泌代谢、心脑血管等系统疾病的发生密切相关。大众对高尿酸血症的关注程度亟需提升。

　　饮食是影响人体内尿酸水平的主要因素。对高尿酸血症和痛风患者而言，长期规范进食是非常重要的治疗基础。那么，高尿酸血症患者该怎么吃呢？

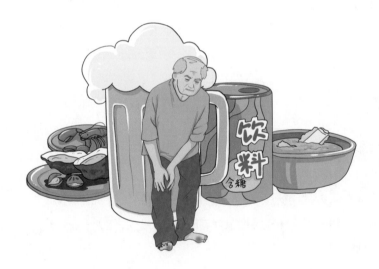

 应限制的食物

　　1. 避免饮酒及摄入碳酸饮料、果汁、奶茶等含糖饮料。含糖饮料一般会

添加葡萄糖或高果糖糖浆,而果糖会抑制尿酸的代谢,因此含糖饮料或甜食摄入过多会导致尿酸代谢异常。

2. 长期限制嘌呤的摄入量,禁食高嘌呤食物,如动物内脏、海鲜、浓汤汁。急性期必须严格选择低嘌呤食物,缓解期则可交叉食用中、低嘌呤食物。

高、中、低嘌呤食物

高嘌呤食物 (150~1000毫克/100克)	中嘌呤食物 (25~150毫克/100克)	低嘌呤食物 (<25毫克/100克)
动物内脏及其所制浓汤汁	畜肉(猪、牛、羊、狗等),禽肉(鸡、鸭、鹅、鹌鹑等)	主食类(精制米面及其制品、各种淀粉、甘薯等)
水产品(扇贝、基围虾等)	水产品(草鱼、黄花鱼、鱼丸、河蟹等)	蔬菜、水果、蛋类、奶类
豆类和菌藻类(黄豆、绿豆、紫菜等)	豆制品(豆腐、豆浆、豆芽、豆苗等)	淡茶、无糖碳酸饮料、矿泉水
酵母粉、酒类等	坚果(花生、腰果、南瓜子、山核桃等)	植物油

3. 限制脂肪摄入,避免食用肥肉及煎、炸等高脂食物,选用富含不饱和脂肪酸的植物油,少用猪油、牛油炒菜,尽量采用蒸、煮、煲、炖等烹调方法。

4. 控制蛋白质摄入,少吃肉、禽、豆制品类,日常可选择鸡蛋、牛奶补充优质蛋白质。

5. 控制钠盐摄入,每天2~5克。

宜多吃的食物

1. 多吃蔬菜、水果、全谷物。

2. 多食用偏碱性食物。蔬果和奶类食物含有较多钠、钾、钙、镁等矿物质,在体内代谢后产生偏碱性物质,可提高尿酸盐溶解度,加快排泄,防止结石形成。西瓜和冬瓜不仅属于碱性食物,还具有明显的利尿作用,对痛风患者更加有利。

3. 多饮水,每天喝2 000~3 000毫升水(可选择白开水、茶水、矿泉水)。

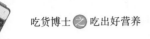

叶酸——心脑血管的"好朋友"

一位老人来到药店购买降压药,店员推荐一起购买叶酸片和吲达帕胺片。老人不高兴了,讲道:"叶酸?那不是孕妇才吃的吗?你们卖药的就会坑骗老年人!"随后他生气地离开。对于这位老人的发言,我们要予以反驳。叶酸是一种对人体健康非常重要的营养素,不为人们所熟知的是,它还可以预防心脑血管疾病。

 叶酸"不在家",同型半胱氨酸"称大王"

人体缺少叶酸,易导致血液中的同型半胱氨酸(HCY)含量升高,增加心脑血管疾病的发生风险。同型半胱氨酸是一种氧化剂,它在体内活动过程中会产生大量的"坏分子"——自由基,损伤血管内皮细胞。人体内的胆固醇遇到自由基后,就会被氧化形成泡沫,这些泡沫会像水管里的污垢一样,黏附在血管壁上,久而久之,就会使血管通道变窄,累积到一定程度,还会掉落进血液中,形成血栓,阻碍血液流动,进而引发不稳定型心绞痛、心梗、脑卒中、老年血管性痴呆等心脑血管疾病。

 叶酸帮助同型半胱氨酸"改邪归正"

同型半胱氨酸在叶酸和维生素 B_{12} 的帮助下"改邪归正",可转化为人体所必需的蛋氨酸,降低中风的发生风险。与中老年人单独用降压药相比,加服叶酸可明显降低高血压患者发生卒中的风险。还可软化血管,改善血管内皮功能,起到预防高血压和保护心血管的作用。叶酸与维生素 B_{12} 一起服用,还可预防脑梗和心梗复发。

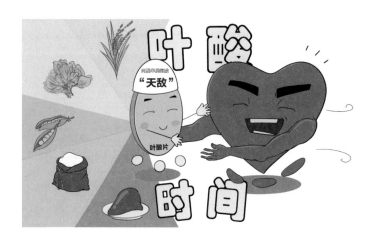

 补充叶酸的方式

1. 食物补充

普通人群可通过增加摄入绿叶蔬菜、水果、豆类、谷物等食物补充叶酸。但是要注意避免高温、长时间烹饪，否则叶酸容易流失。另外，应尽量选择新鲜蔬菜烹煮，避免用盐水浸洗蔬菜。

叶酸含量比较丰富的食物

食物	叶酸含量(微克)	食物	叶酸含量(微克)
鸡肝	1 172.2	苋菜(紫)	419.8
绿豆	393	猪肝	335.2
鸡毛菜	165.8	芦笋(绿)	145.5
黄豆	130.2	茴香	120.9
茼蒿	114.3	鸡蛋	113.3

数据来源:《中国食物成分表标准版(第6版)》,以每100克可食部计。

2. 药物补充

有心血管病家族史或年龄超过60岁的高危人群,应每年进行同型半胱

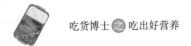

氨酸和叶酸检测,依据检测结果及时补充。高同型半胱氨酸血症患者宜每日摄入 0.4~0.8 毫克叶酸,如通过食物补充很难达到,可以口服叶酸制剂。需要提醒的是,通过药物制剂补充叶酸一定要遵循医嘱。

"攻心"的"糖衣炮弹"——含糖饮料

饮料之所以受欢迎,很大程度上是因为里面添加了糖,甜味能够刺激口腔味觉,增加愉悦感。可你知道吗?长期过量摄入含糖饮料会诱发心血管疾病!

研究发现,每天多喝 250 毫升含糖饮料,发生心血管疾病的风险增加 8%~9%,冠心病的发生风险增加 15%,死于心血管疾病的风险也增加 8%。与每月摄入少于一罐含糖饮料的人相比,每天摄入两罐以上的人,因心血管疾病死亡的风险增加 31%。

 含糖饮料如何"攻心"

对含糖饮料可导致龋齿、肥胖等疾病,大家比较容易理解,但它是怎样和心脑血管疾病搭上关系的?一方面,含糖饮料普遍采用果糖糖浆作为甜味剂,过量果糖在肝脏中代谢,会增加脂肪的生成,使甘油三酯或胆固醇水平升高,严重时可出现脂肪异位积累。这些额外产生的脂肪会让肝脏分泌大量脂蛋白,进而沉积在血管中,导致动脉粥样硬化性血脂异常,危害心血管健康。

另一方面,含糖饮料是一种"促炎食物"。这里所谓的"炎症"并非伤口周围出现红热肿痛的急性炎症,而是指血管内皮细胞受到高糖刺激,释放炎症因子导致的慢性炎症。这种炎症反应在短期内可以得到较为完善的修复,但是长期炎症作用下修复能力会慢慢变得力不从心,损伤累积起来得不到修复则会促进动脉粥样硬化以及血栓的形成,从而危害心血管健康。

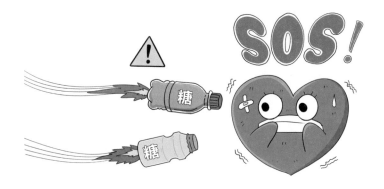

隐形的"炮弹"——含糖饮料

含糖饮料危害如此之大,很大程度上是因为人们在不知不觉中受了"糖衣炮弹"的伤。《中国居民膳食指南(2022)》指出,添加糖每日摄入量不应超过 50 克,最好低于 25 克。碳酸饮料的添加糖含量普遍在 10 克/100 毫升以上,部分产品甚至高达 15 克/100 毫升。以一瓶 550～600 毫升的可乐为例,按照 10 克/100 毫升计算,它就含有 55～60 克添加糖。

那么,看上去健康的茶饮料、乳饮料或功能饮料含糖量如何呢? 研究发现,13 种市售含糖茶饮料的添加糖含量平均为 7.9 克/100 毫升。如果喝一瓶 500 毫升的含糖茶饮料,就会摄入近 40 克添加糖,远远超过我们的想象。19 种市售含乳或乳酸菌饮料的添加糖含量平均为 9.4 克/100 毫升,并不比碳酸饮料含糖量低,是披着乳酸菌外衣的"狼"。还有功能饮料,虽然听起来很健康,且大部分添加糖都在 5 克/100 毫升以下,但喝一瓶 500 毫升的功能饮料,摄入的添加糖也接近 25 克。

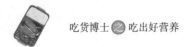

硝酸盐：守护心血管很靠谱

　　如果用一个词把隔夜菜、酱腌菜、腌腊肉联系起来，那亚硝酸盐一定会占据一席之地。亚硝酸盐常作为防腐剂在食品中广泛应用，只要用量在国家标准范围内，就没有中毒风险。但在隔夜菜和腌制食品中，亚硝酸盐含量可能超标。亚硝酸盐极易在体内转化成强致癌物亚硝胺，对健康产生严重危害。

　　名字和亚硝酸盐"长得老像了"的硝酸盐常常被人误会，认为它也是个万恶的大坏蛋。其实，虽然这"哥俩"长得跟"双胞胎"似的，但它俩完全不一样。

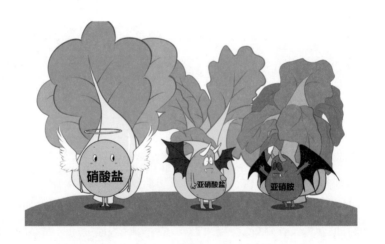

硝酸盐广泛存在

　　硝酸盐广泛存在于食品、水及环境中，人体主要通过水和食品接触硝酸盐，其中蔬菜提供了膳食中 85%～90% 的硝酸盐。我国是绿叶蔬菜生产和消费大国，而绿叶蔬菜中的硝酸盐含量极高。高硝酸盐含量（1 000 毫克/千克以上）的蔬菜包括十字花科蔬菜（如芝麻菜、白菜、萝卜等）、藜科蔬菜（如菠菜、甜菜等），菊科蔬菜（如生菜等）、伞形科蔬菜（如芹菜等）。低硝酸盐含量的蔬菜(不足100毫克/千克)包括洋葱、番茄等。

我们从小到大吃过各种蔬菜,很少听说有人因为吃了干净、新鲜的蔬菜而中毒,最后直接"人生大结局"的吧?随着相关领域研究的进一步推进,硝酸盐有害的谣言逐渐销声匿迹。欧洲食品安全局也已认定硝酸盐对人体健康并无危害。

 适量摄入硝酸盐对心血管有好处

硝酸盐是良好的血管扩张剂,可使血管扩张,改善血液流动,并使更多富氧血液到达心肌,有降低血压、改善血管功能和预防心血管疾病等功能。当血液从手臂和腿部回流到心脏时,硝酸盐也会使静脉舒张,从而减轻心脏的工作量。有研究表明,硝酸盐可通过扩张血管提高运动员的最大耗氧量,提高运动能力。目前,富含硝酸盐的甜菜汁和菠菜汁已经被广泛用于运动员的膳食。此外,对改善慢性阻塞性肺病(COPD)患者的运动表现及血压,硝酸盐也有良好的表现。

一项对5万丹麦人长达23年的随访队列研究发现,与蔬菜硝酸盐最低摄入量(23毫克/天)的参与者相比,足量摄入(60毫克/天)的参与者患心脏病的风险降低12%～26%。《中国居民膳食指南(2022)》推荐每天食用300～500克蔬菜,其中1/2应为深色蔬菜。这样能够保证摄取足量的硝酸盐和其他植物化学物,有利于预防心血管疾病。高血压、血脂异常、糖尿病等心血管疾病高危人群还可以适当增加绿叶蔬菜摄入量。

 新鲜蔬菜是最佳选择

我们要特别注意,如果食物长时间储存不当,其中的硝酸盐就会在细菌作用下转化成亚硝酸盐,最终在人体内转化为致癌物亚硝胺,对健康产生危害。因此,摄入富含硝酸盐的蔬菜时,应避免食用不新鲜和不规范腌制的蔬菜。此外,由于硝酸盐易溶于水,蔬菜焯水后,其中的硝酸盐会有较大比例流失,炒、蒸、煮、连汤吃等方法有利于保存硝酸盐。

提高免疫力，优质蛋白质不可少

孩子身体不舒服时，父母除带他们去看医生外，还会特别注意他们的饮食，给孩子炖一锅暖暖的鸡汤或鲜美的鱼汤，孩子喝完睡一觉，就会感觉好很多。新冠肺炎疫情期间，也有专家建议大家多吃优质蛋白质。蛋白质为何能提高免疫力？高蛋白质食物真的这么神奇吗？

 蛋白质是提高机体免疫力的关键营养素

抗体承担着抵御外来微生物入侵的重担，发挥免疫调节的作用。蛋白质参与构成抗体等重要的生理活性物质。

良好的蛋白质营养是构建人体免疫系统（包括免疫器官、免疫组织、免疫细胞、免疫因子）的物质基础。免疫力就好比是人体抵抗外来致病因素入侵的军队，如果军队有很强的战斗力，将很容易将入侵的敌人消灭干净，保护自身安全。

要提高自身免疫力，需摄入充足的优质蛋白质，这种蛋白质易于被人体消化吸收，被机体利用的程度也更高。但要注意不能摄入过多，因为多余的

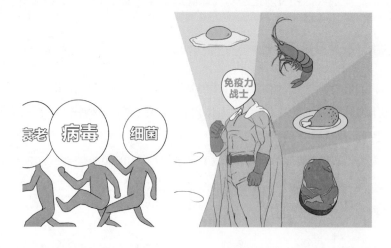

蛋白质会增加代谢负担,且富含蛋白质的食物往往脂肪也不少。

 含有优质蛋白质的食物有哪些

"优质蛋白质十佳食物"包括:鸡蛋、牛奶、鱼肉、虾、鸡肉、鸭肉、瘦牛肉、瘦羊肉、瘦猪肉、大豆。

 鲍鱼、海参那么贵,蛋白质含量高吗

研究表明,每 100 克鲍鱼含蛋白质 12.6 克,每 100 克海参含蛋白质 16.5 克,比草鱼(17.7 克)、鲫鱼(18.0 克)和带鱼(17.6 克)少。因此,想提高免疫力,不如关注"优质蛋白质十佳食物",顺便也"照顾"一下你的钱包。

提高免疫力的菜谱

中国有句古话:"病从口入",说明"吃"这件事是很有讲究的。大家都知道,合理膳食能提高机体免疫力,做一顿好饭"恰"一"恰"也会让我们心情愉悦。这份提高免疫力的三日菜谱供大家参考。

第一天	
餐次	食物
早餐 (7:30)	 全麦面包(120 克) 牛奶(250 毫升) 白煮蛋(50 克)

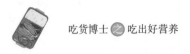
餐次	食物			
加餐 （10:00）	橙（150克）			
午餐 （12:00）	米饭 （150克）	杏鲍菇鸡胸 （120克）	蔬菜沙拉 （200克）	萝卜排骨汤 （80克）
加餐 （16:30）	苹果（200克）			
晚餐 （18:30）	大馒头 （150克）	干煎小黄鱼 （150克）	芹菜炒香干 （130克）	

第二天

餐次	食物			
早餐 （7:30）	青菜荷包蛋面（200克）	牛奶（250毫升）		
加餐 （10:00）	半个火龙果（150克）			
午餐 （12:00）	红豆饭 （100克）	虾仁豆腐 （150克）	炒菠菜 （125克）	紫菜蛋花汤 （100克）

餐次	食物
加餐 （16:30）	草莓10个（200克）×10
晚餐 （18:30）	五谷丰登 （200克）　年年有鱼 （120克）　酒香草头 （150克）

第三天

餐次	食物
早餐 （7:30）	红薯 （100克）　玉米 （60克）　牛奶 （250毫升）　白煮蛋 （50克）
加餐 （10:00）	猕猴桃2个（200克）
午餐 （12:00）	藜麦饭 （100克）　炉焗虾仁 （100克）　芹菜肉丝 （150克）　水煮西兰花 （100克）
加餐 （16:30）	香蕉1根（100克）　坚果（50克）
晚餐 （18:30）	双菇鸡肉粥 （120克）　青椒土豆丝 （110克）　炒卷心菜 （150克）

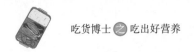

以上列举的都是一人食的量。如果为一家人准备膳食,可以按照比例进行添加,同类食材之间可相互替换。添加和替换的总体原则是同种类、等量替换,有一定讲究。

● 蔬果巧搭配,互换不可取。即水果只能换水果,蔬菜只能换蔬菜。虽然蔬菜和水果在营养成分和健康效应上有很多相似之处,但它们属于不同的食物种类,营养价值各有特点。

● 五彩蔬果,五彩生活。不同颜色的蔬果营养成分有所不同,因此宜每天吃两种不同颜色的水果,午餐和晚餐选用不同颜色的蔬菜。颜色搭配得更缤纷,食欲也会更好。

● 动物性食物优选禽类、水产、蛋类和纯瘦肉等高蛋白质、低脂肪的食物。

● 豆浆不能代替牛奶。等量的豆浆蛋白质含量只有牛奶的一半左右,钙含量只有牛奶的 1/10 左右。

用咖啡提神是好方法吗

我是自带迷人香味的咖啡豆,香味和提神醒脑的神奇作用一直是人们为我着迷的关键点。今天我来跟大家介绍一下自己。

 咖啡是怎么来的

我主要生于非洲的埃塞俄比亚,我的原型是一颗咖啡果,那是一种红色浆果。我在经历一系列加工、烘焙、研磨、萃取等工序后,才最终成为被大家熟悉的样子。

咖啡里面有什么

还是浆果的我,含有丰富的糖类、蛋白质、生物碱(氨基酸、咖啡因、葫芦巴碱)、酯类(甘油三酯、甾醇、二萜类)、绿原酸等天然物质。不过,随着烘焙程度的变化,我体内的这些成分也会变化。我体内还有一个大魔头——咖啡醇。大量研究证实,它会促使人们血清胆固醇水平升高,进而引发动脉粥样硬化,造成心脑血管疾病。因此,我对咖啡消费者的健康存在潜在危害。

 咖啡提神效果究竟如何

其实,我的提神作用被大家吹捧得太高了。喝下我后,虽然疲劳会暂时减轻,但实质上并没有消除,如果继续长时间工作,我也会毫无用处。

虽然人们可能感受不到,但这对身体的坏处很明显。久而久之,神经组织就会因没有得到充分休息而越来越累。

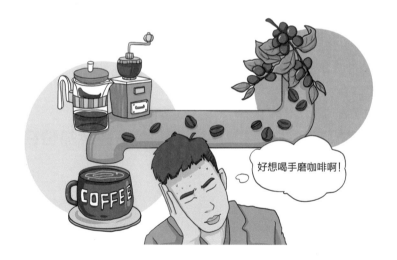

 喝咖啡会成瘾吗

想提神就选我,好像成为了人们的普遍共识。但最近英国研究发现,这

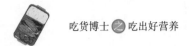
种想法可能离不开心理作用的影响,类似于成瘾。习惯喝咖啡的人如果简单粗暴地拒绝咖啡,想喝的渴望反而会激增,甚至出现戒断症状,如头痛、疲劳或困倦、情绪低落、烦躁、易怒、警觉性降低、注意力不集中、流感样症状等。对此,有研究表明,即使人们没有摄入咖啡因,但只要相信自己已经摄入咖啡因,就可以减轻戒断症状。换言之,如何引导人们产生正确的心理暗示是戒断咖啡的关键。

 如何健康喝咖啡

一旦喝咖啡过量,各种疾病会随之而来,如糖尿病、骨质疏松症等,甚至还有过量饮用咖啡与记忆力降低相关的报道。既然如此,那能长期喝咖啡吗? 其实,只要掌握正确的饮用方法,我也可以成为健康饮食的一部分。世界卫生组织指出,成人的咖啡因安全摄入量为每天 400 毫克(约 2 杯),即每天摄入不超过 90 克研磨咖啡粉或不超过 10 克速溶咖啡粉,最好选择研磨咖啡。这里说的咖啡是指美式咖啡等不加糖的咖啡,因为添加糖摄入过多不利于健康。

"硒"息相关的事:人人都怕癌,癌症却怕它

越来越多的含硒食品如雨后春笋般涌现,我们经常看到广告牌上有这样的标语:"富硒大米""富硒茶""富硒蔬菜"。在人们的认知中,硒可以抵抗癌症,这是真的吗?

 什么是硒

硒(Se)是人和动物必需的微量元素之一。人体的硒含量为 6～20 毫克。

硒遍布各组织器官和体液,肾中浓度最高,对提高免疫力和预防癌症非常重要。

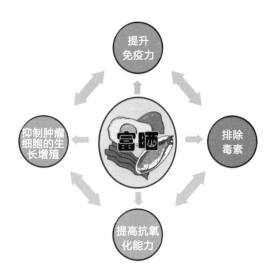

 硒是怎样抗癌的

● 提升免疫力

人体的免疫功能不仅能抵挡致病微生物的侵袭,还能预防肿瘤发生。研究表明,硒除参与显著影响免疫系统的三种调节机制(即细胞免疫、体液免疫和非特异性免疫)外,还能促进淋巴细胞产生抗体,使血液免疫球蛋白水平维持正常。

● 排除毒素

硒能增强人体内"解毒酶"的活性,将致癌物在发挥致癌效应之前清除。如工业污染、大气污染等会造成人体内重金属超标,而硒能清除这些重金属,起到预防癌症、保护人体健康的作用。

● 提高抗氧化能力

癌症患者普遍存在抗氧化不平衡的情况,体内有害自由基过剩,硒可以通过一系列含硒酶,使脂质过氧化物、过氧化氢等得到有效清除。

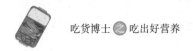

● 抑制肿瘤细胞的生长增殖

就像两军交战会先切断粮草,硒不仅可破坏部分癌细胞的内部结构,还能阻断它们的营养供给,使癌细胞逐渐缩小、消失。

 如何通过食物补硒

《中国居民膳食营养素参考摄入量(2013)》推荐的成人每日硒摄入量为60微克,可耐受的最高摄入量为400微克。正常人群平时只要不偏食、挑食,注意均衡营养,就能摄取充足的硒,无需特别补充。含硒较多的食物包括动物内脏、海产品及其他肉类。此外,市面上的一些富硒食品(如富硒米、富硒香菇)也可补硒。

高纤维膳食,助你远离"富贵癌"——大肠癌

随着人们生活水平的提高,膳食结构发生重大变化,高蛋白质、高脂肪的食物摄入量增加,高膳食纤维的食物摄入量减少。这与大肠癌的发生密切相关。中国肿瘤登记年报显示,城市居民大肠癌发病率位居恶性肿瘤"排行榜"第二位。在我国每1.5分钟就有一个人被确诊为大肠癌,每5分钟就有一人因大肠癌而死亡。

 膳食纤维是什么

膳食纤维是指不被人体小肠消化、吸收,在大肠部分或全部发酵的可食用碳水化合物及其类似物质的总和,包括多糖、寡糖、木质素等物质。

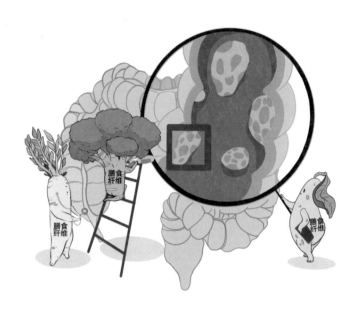

膳食纤维与大肠癌有什么关系

膳食纤维可预防大肠癌。首先,膳食纤维的吸水能力较强,吸收水分后可增加粪便的体积和重量,稀释肠内致癌物质的浓度。其次,膳食纤维可促进肠道蠕动,缩短致癌物质在肠道的停留时间,减少致癌物质的影响。第三,膳食纤维产生的丁酸具有抗癌作用。第四,膳食纤维可对人体肠道菌群多样性发挥调节作用,有助于提高肠道菌群丰度,增加有益菌,从而降低大肠癌的发生风险。第五,膳食纤维可促进胆汁酸的代谢,而胆汁酸被认为是引起结肠癌的可能原因。

膳食纤维摄入小贴士

哪些食物富含膳食纤维呢? 谷类、薯类、豆类、蔬菜及水果含有丰富的膳食纤维。膳食纤维的含量会因加工方法、品种及部位不同而有所不同。粗粮、豆制品的膳食纤维含量高于精制米面。

常见食物膳食纤维含量排名

食物名称	不溶性膳食纤维（克）	食物名称	不溶性膳食纤维（克）
魔芋精粉［鬼芋粉］	74.4	南瓜（栗面）	2.6
黄豆［大豆］	15.5	芹菜叶（鲜）	2.2
大麦［元麦］	9.9	苋菜（绿、鲜）	2.2
金针菜［黄花菜］（鲜）	7.7	烧饼	2.1
荞麦	6.5	豆角	2.1
玉米面（白）	6.2	花椰菜	2.1
燕麦	6.0	薏米［薏仁米］	2.0
小麦胚粉	5.6	乌塌菜［塌菜］	1.8
高粱米	4.3	秋葵［黄花葵、羊角豆］	1.8
洋姜［菊芋］（鲜）	4.3	小米	1.6
羽衣甘蓝	3.2	马铃薯［土豆、洋芋］	1.1
玉米（鲜）	2.9	稻米（均值）	0.6

数据来源：《中国食物成分表（第 6 版）》，以 100 克可食部计。

注：蔬菜和谷类等食物中，可溶性膳食纤维含量较少，不溶性膳食纤维含量基本可以代表总膳食纤维含量。

 摄入多少膳食纤维合适

研究显示，每天进食 400 克以上蔬果可预防大肠癌。《中国居民膳食营养素参考摄取量（2013）》推荐成人每日膳食纤维的摄入量为 25～30 克。

膳食纤维虽好，但过犹不及。首先，膳食纤维摄入过多不但没有额外的好处，还会影响人体对维生素和矿物质的吸收。其次，大量补充膳食纤维会降低人体对蛋白质的消化、吸收。糖尿病患者需特别注意不能大量摄入膳食纤维，否则可使胃排空延迟加重，造成腹胀、早饱、消化不良等。

隔夜菜致癌吗

以往物质条件不好，许多老人有吃剩菜的习惯，一顿吃不完就吃两顿，直到吃完为止。珍惜粮食虽好，但如果太过，就可能引发问题。

关于隔夜菜的争论，多年来一直没有停止。因为很多家庭都存在一顿做的菜吃不完的情况，倒掉又太浪费，留着隔天吃再正常不过。但民间一直流传着"隔夜菜致癌"的说法。

 ## 什么是隔夜菜

从字面意思上看，隔夜菜就是指那些过了一夜的菜？错啦！实际上，"隔夜菜"可以泛指那些烹饪后没有吃完，放置了较长时间的菜。一般来说，放置时间超过 8 小时，就可能存在一定的健康隐患。

 ## 隔夜菜中的"罪魁祸首"

"隔夜菜"里存在一种令人十分恐惧的物质——亚硝酸盐。该物质是"隔夜菜致癌"这一说法的"罪魁祸首"，因为其可在人体内转化为一级致癌

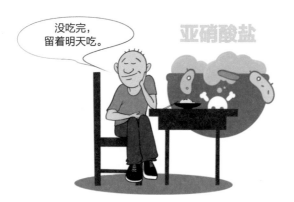

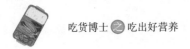

物——亚硝胺,严重威胁健康。

亚硝酸盐的食物来源

亚硝酸盐为何会出现在"隔夜菜"中呢？其最主要的来源是本身就存在于蔬菜和肉类中的硝酸盐。硝酸盐对人体健康并无危害。相反,硝酸盐还有降低血压、预防和改善血管相关疾病等作用。

隔夜菜能吃,但最好不吃

隔夜菜到底能不能吃,关键在于放置一段时间的菜到底产生了多少亚硝酸盐,有没有达到致毒剂量。抛开剂量谈毒性,那就是"耍流氓"！毕竟亚硝酸盐作为防腐剂和增色剂被广泛应用于食品加工行业中,在包装食品、肉类食品中都会添加。

研究显示,成年人摄入亚硝酸盐 0.3~0.5 克会发生中毒,并存在致癌风险,摄入 3 克可导致死亡。

宁波市产品质量监督检验研究院的研究显示,无论是蔬菜、肉类、海鲜还是蛋类制作而成的熟菜,在 4 ℃储存 24 小时后,亚硝酸盐含量并无明显变化。但在室温(约 25 ℃)条件下,结果则有所变化。叶菜类产生的亚硝酸盐含量远远高于根茎类蔬菜和肉类,基本上从 12 小时后,亚硝酸盐的含量就会迅速攀升,达到 100 毫克/千克以上。

因此,剩菜在室温下放置最好不超过 12 小时,特别是蔬菜类。宜冷藏保存,并进行密封,尽量减少细菌对硝酸盐的分解,最大程度避免亚硝酸盐的产生。当然,为健康起见,最好不要吃剩菜。

西葫芦会致癌吗

在网上搜索"西葫芦致癌",会发现很多文章。它们都会提到,西葫芦在烹饪过程中极易产生一种致癌物"丙烯酰胺"。丙烯酰胺到底是什么? 西葫芦真的不能吃吗?

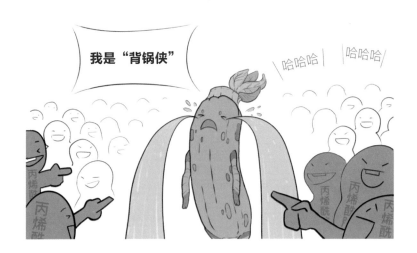

 丙烯酰胺是烹饪副产物

丙烯酰胺是由天门冬酰胺和还原性糖在高温加热过程中生成的,这一反应是热加工食品风味产生的重要途径之一。可以简单理解为,只要同时含有较多的氨基酸、蛋白质和还原性糖,加上高温烹饪的反应条件(如油炸、烧烤、烘焙等),就很容易产生丙烯酰胺这一副产物。

煎炸食品中广泛检出丙烯酰胺

土豆制品、咖啡、谷物类食品这些通常需要高温烹制的食材,都有产生丙烯酰胺的风险。事实上,薯片、薯条等油炸土豆制品和煎制的牛排、猪排等肉类被广泛检出丙烯酰胺。作为一种果实类蔬菜,西葫芦虽在蔬菜中淀粉和蛋白质含量较高,但和土豆、肉类显然不在一个数量级。如果在烹饪中能避免烧焦、烧糊,就不会产生大量丙烯酰胺。

日常食物丙烯酰胺含量不高,致癌风险较低

国际癌症研究机构(IRAC)将丙烯酰胺列为2A级致癌物(对人类很可能致癌物),即对动物致癌的证据充分,对人致癌的证据有限。目前饮食摄入丙烯酰胺与癌症发生风险的关联只是假设,还有待更明确的研究。国际及国家食品安全组织普遍认为,目前还没有足够的信息支持需要对丙烯酰胺采取监管行动。

多项动物实验表明,丙烯酰胺会导致中枢和外周神经系统受损,导致幻觉、嗜睡和手脚麻木,且具有神经毒性、生殖毒性和遗传毒性。但从毒理学角度讲,一切离开剂量谈毒性的行为都是不可取的。在人体观察到的神经毒性效应仅在大量接触丙烯酰胺时才出现,在日常饮食中完全无法达到如此高的剂量。

通过以上分析可以发现,西葫芦完全可以安全地回到餐桌上。如果仍担心丙烯酰胺的存在,在烹饪菜肴时就尤应注意避免产生焦糊物质。毕竟,除丙烯酰胺外,那些漂浮在油烟中的杂环胺类、N-亚硝基化合物、多环芳烃等有机物也会对人体健康造成不良影响。也就是说,丙烯酰胺背后的真正"元凶"是烧焦、烧糊,可怜的西葫芦却不幸成了"背锅侠"。

铁锅、红枣加菠菜并不能让你"一身铁血"

贫血是人体血液中红细胞不能满足生理功能需求而导致的一类疾病。

在各种贫血类型中,缺铁性贫血约占 65％～75％,是最常见的一种。

铁是人体血液中红细胞的主要成分,铁缺乏会导致血红蛋白合成减少,进而影响红细胞生成,导致缺铁性贫血。血红蛋白主要负责运送氧气,其合成减少会导致血液供氧不足,使人感到乏力、疲倦、虚弱气短,严重时会出现一过性晕厥。

哪些人会缺铁

1. 铁供应不足

常见于婴幼儿、青少年、妊娠和哺乳期妇女。这几类人群因特殊生理状态需铁量增加,若日常铁摄入不足容易导致缺铁。

2. 铁吸收不良

常见于胃大部切除术后等消化道术后患者。人体吸收铁的主要部位是十二指肠,多数胃大部切除术是残胃与空肠的吻合,因而食物快速地从残胃中排空并进入空肠,不通过十二指肠,且胃大部切除术后,胃酸明显减少,甚至缺乏,不利于食物中铁的溶解、游离,这些因素都会影响铁的吸收。

3. 失铁过多

常见于慢性胃肠道失血(包括胃肠道肿瘤、胃十二指肠溃疡、食管或胃底静脉曲张破裂、痔疮等)、长期咯血、月经量过多者等。这几类人群因长期慢性铁丢失且未及时补充,容易发生缺铁性贫血。

无效补铁有哪些

1. 用铁锅炒菜补铁

铁锅的材质为无机铁,炒菜时被锅铲蹭下来的"铁"为铁锈,即四氧化三铁。无机铁在人体内的吸收效率极低。因此,用铁锅炒菜达不到补铁的效果。

2. 红枣补铁

鲜枣铁含量较低,每 100 克鲜枣仅含 1.2 毫克铁。鲜枣富含的维生素 C

的确能促进铁吸收,但红枣是枣类晒干后的果制品,维生素 C 会在晒干过程中随着水分的流失而损失。而且,红枣的食用量一般不会很大,一天吃几颗并不能有效补铁。

3. 菠菜补铁

菠菜虽然是传说中的"补铁王",但 100 克菠菜的含铁量仅为 2.9 毫克,且为非血红素铁,生物利用率极低。非血红素铁的吸收易受到植酸、草酸、茶多酚等的影响,因此缺铁性贫血者不宜大量摄入浓茶、咖啡等。菠菜含有大量草酸,即使经过焯水,残余的草酸仍会抑制铁的吸收,还会干扰其他食物中非血红素铁的吸收。因此,菠菜补铁不可能有奇效。

如何有效补铁

动物全血中的血红素铁是所有食物中铁吸收率最高的。此外,禽畜肉类也可作为血红素铁的良好来源。成年人宜每日摄入铁 15～20 毫克,约相当于 200 克猪血或 90 克猪肝的铁含量。儿童和孕妇是发生缺铁性贫血的高危人群,宜每周吃 1～2 次猪血或猪肝,每次 50～100 克。

血红素铁

非血红素铁

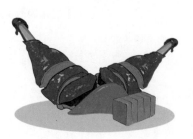

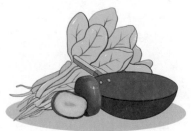

喝牛奶后总是腹胀，可能是乳糖不耐受

　　突然发现喝牛奶后肚子不舒服，但以前从来不会这样，这是为何？不用担心，这应该是乳糖不耐受导致的腹胀、腹痛、腹泻等胃肠道症状。

　　乳糖是哺乳动物乳汁中特有的糖类，是葡萄糖和半乳糖组成的双糖，本质上是碳水化合物。乳糖不仅是人体的能量来源之一，还可促进人体对钙的吸收，调节肠道菌群。此外，其水解产生的半乳糖可促进婴幼儿大脑发育。

　　乳糖不耐受往往是因为体内分泌的乳糖酶有限，低于正常水平。乳糖进入小肠后无法全部转化成能被吸收的葡萄糖和半乳糖，就会在肠道堆积。乳糖到达大肠后，大肠中的细菌会将乳糖分解成乳酸、醋酸及甲烷、二氧化碳、氢气等多种气体，增加肠道渗透压。这些气体会刺激肠壁，使人感到腹胀。而肠道为努力排出气体，也会加快蠕动，便使人出现腹痛、腹泻等症状。

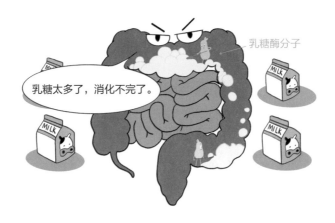

乳糖不耐受有三种类型

　　● 成人型乳糖酶缺乏：随着年龄增长，乳糖酶活性逐渐下降，甚至消失，引起乳糖不耐受。

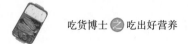
● 先天性乳糖酶缺乏：此类型发病率低，属于遗传病，此类人群需要终身避免食用含乳糖的食物。

● 继发性乳糖酶缺乏：主要是因为感染性腹泻、肠道手术、免疫力低下和急性肠胃炎等造成小肠损伤，导致其表面乳糖酶活性暂时下降，等疾病痊愈后乳糖酶可恢复到正常水平。

 乳糖不耐受，可以这样吃乳制品

● 轻度乳糖不耐受者可少量多次饮奶，避免空腹饮奶，不饮冰牛奶。

● 中度乳糖不耐受者，如果尝试以上 3 种方式都没有效果，宜选择酸奶等低乳糖发酵乳，其营养与鲜奶接近，但一部分乳糖已被降解，更易于消化、吸收。此外，酸奶中的益生菌还可调节肠道菌群，有利于身体健康。

● 重度乳糖不耐受者可以选用零乳糖、低乳糖牛奶或奶粉，用其他食物（如大豆及其制品等）代替牛奶，或吃含乳糖食物前先补充外源性乳糖酶。

饮酒，还要当心维生素缺乏

酒渗透于中华五千年的文明史中，已经成为中国人日常生活的重要部分。然而，饮酒的危害却不容忽视。

 饮酒的危害

世界卫生组织 2018 年的报告显示，全世界每年因有害使用酒精导致 300 万例死亡，占所有死亡人数的 5.3％；酒精滥用可导致 200 多种疾病。酒精的危害包括神经系统损害、骨骼肌肉疾病及四肢萎缩、肝脏及胰腺损害、胎儿发育迟缓、发生危险行为和威胁公共安全等。

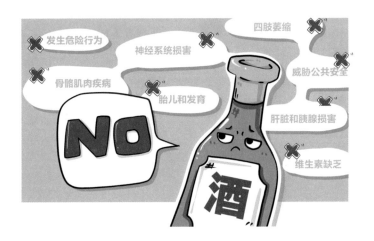

 饮酒还会导致维生素缺乏

饮酒对人体的危害除酒精直接损害外,还包括可能导致体内营养素缺乏,特别是一些维生素的缺乏需要引起重视,其中叶酸、烟酸、维生素 B_1 和维生素 B_6 的缺乏最为常见。叶酸缺乏可能导致巨幼红细胞贫血。烟酸缺乏容易导致癞皮病(典型症状:皮炎、腹泻、痴呆)。维生素 B_1 缺乏病又称脚气病,主要损害神经-血管系统。长期酗酒而引起维生素 B_1 缺乏还可能导致Wernicke-Korsakoff综合征(脑型脚气病)。维生素 B_6 缺乏易导致眼、鼻与口腔周围的脂溢性皮炎。

饮酒导致维生素缺乏可能有以下原因:

1. 摄入不足

长期饮酒的人常常饮食单一或偏食,同时酒后胃蠕动缓慢,食欲降低,食量减少;过量饮酒甚至醉酒时还会发生呕吐、腹泻等。这些都导致机体摄入营养素(包括维生素)减少,酗酒严重者还会出现营养不良。

2. 吸收或利用障碍

长期饮酒会导致小肠结构和功能改变,影响小肠对维生素的吸收。酒精对肝细胞的损害会影响维生素在肝脏的储存和代谢。

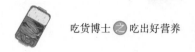

3. 机体消耗增加

酒精在人体内的代谢是一系列酶促反应,会消耗大量维生素。

随着居民健康素养的不断提高,"过量饮酒有害健康"的观念正逐渐深入人心。《中国居民膳食指南(2022)》建议:成年人如饮酒,一天饮用的酒精量不超过15克,儿童青少年、孕妇、乳母以及慢性病患者不应饮酒。酒精摄入量换算公式:

酒精摄入量(克)=饮酒量(毫升)×酒精含量(％)×0.8

例如:喝2两(100克)42度白酒的酒精摄入量为:100×0.42×0.8=33.6克。

关于碘,你应该知道这些事

碘作为人体合成甲状腺激素的主要原料,是维持人体新陈代谢和生长发育必不可少的微量营养素。食盐加碘是世界卫生组织等国际组织推荐的控制碘缺乏病最安全、最有效的措施。

甲状腺疾病高发,是因为碘吃多了吗

目前尚无证据表明食盐加碘与甲状腺结节、甲状腺癌高发的现象有关联。实际上,全球主要国家,不论是否采取补碘措施,居民碘摄入量增加、稳定或下降,甲状腺癌的发生率都在增加。国内外学者分析后认为这有两方面原因:一是与当今社会环境、饮食、生活方式、精神压力、电离辐射等多种因素改变有关;二是群众就诊率和体检率明显上升。此外,高分辨率B超和细针抽吸细胞学诊断技术等新型医学技术在临床上的广泛应用,大幅度提高了甲状腺癌的早期检出率。

缺碘有什么危害

缺碘的危害很多,在生命周期的不同阶段有不同影响:

● 胎儿期缺碘:严重损害脑和神经系统发育,流产、死产、先天畸形、围产期死亡率增加。

● 新生儿期缺碘:导致地方性克汀病,主要特征包括智力落后、身材矮小、聋哑、痉挛性瘫痪、斜视、甲状腺功能减退,死亡率增加。

● 儿童青少年期缺碘:可致精神功能受损和体格发育迟缓。

● 成人期缺碘:导致缺碘性甲状腺肿、神经功能受损、缺碘性甲状腺功能亢进症。

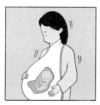 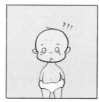 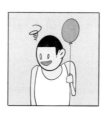 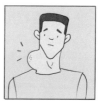

胎儿期　　　　　　新生儿期　　　　　儿童青少年期　　　　成人期
缺碘　　　　　　　缺碘　　　　　　　　缺碘　　　　　　　缺碘

沿海地区居民缺不缺碘

有些人认为自己居住在沿海地区,饮食中丰富的海产品可提供充足的碘,不存在碘缺乏的可能,没必要食用加碘食盐。实际上,人体内的碘10%～20%通过饮水获得,80%～90%来源于食物。食物中的碘来源包括动物性海产品、海带紫菜及加碘食盐,其中动物性海产品的贡献率仅为4.5%～7.4%,海带、紫菜的贡献率为7.6%～16.6%,而加碘食盐的贡献率为50%以上。以上海市为例,上海市于1996年开始实施全民食盐加碘,此前上海居民的碘营养总体处于缺乏状态,食盐加碘后碘营养总体才处于适宜和安全水平。

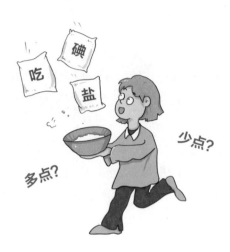

 人体终身需碘，持续补碘不能停

由于碘每天都在人体内代谢，在碘摄入停止的情况下，体内储备的碘仅能维持2~3个月。因此，一般人群需持续补碘。食盐加碘是世界卫生组织等国际组织推荐的控制碘缺乏病最安全、最有效的措施，因此应持续食用加碘盐，以保证碘营养水平保持在适宜范围。

（扫码看视频）
碘盐、无碘盐 吃好盐好聪明

甲状腺疾病患者如何科学补碘

不同健康状态的人对碘的需求是不一样的。鉴于甲状腺疾病患者的疾病进展、摄碘条件、药物使用情况不同，应在医生指导下科学补碘。

按照《中国居民补碘指南》，一般情况下不同甲状腺疾病患者应如何补碘：

● 甲状腺功能亢进症：应限制碘的摄入，尽可能忌用富碘食物和药物。

● 甲状腺功能减退症：如因甲状腺被全部切除或完全破坏所致，患者需要接受甲状腺激素的替代治疗，是否食用加碘食盐对甲状腺无明显影响；如甲状腺叶被切除或甲状腺组织尚有残留，可以正常饮食，包括食用加碘盐。

● 自身免疫性甲状腺炎：甲状腺功能正常者应适当限碘，可以食用加碘食盐，但应适当限制海带、紫菜、海苔等富碘食物的摄入。

● 甲状腺结节：该病病因尚不明确，碘摄入量过多或不足都可能导致，可正常饮食。

● 甲状腺癌患者：可正常饮食。

 患甲状腺疾病的孕妇如何科学补碘

孕妇每日碘推荐摄入量从非孕时的 120 微克增加到 230 微克。女性在备孕阶段应食用加碘食盐，以维持良好的碘营养状态；怀孕后应继续食用加碘食盐或服用含碘的营养素补充剂，宜多摄入含碘丰富的海产品。但也要注意不能盲目加量，碘摄入过量或不足都有不良健康效应。

如果孕妇在产检中发现甲状腺激素相关指标异常，切勿盲目停用加碘食盐。应第一时间寻求医生帮助，根据病情在医生指导下选择是否食用加碘食盐。例如：患有甲状腺功能亢进症并进行低碘饮食的女性，应在妊娠前至少 3 个月食用加碘食盐，以保证妊娠期间碘的充足储备；患有自身免疫性甲状腺炎、甲状腺功能减退或亢进症的女性要定期监测甲状腺功能，及时遵医嘱调整药物剂量。

要突出，不要"秃"出

近来，关于"秃头"的话题越来越能引起人们（尤其是年轻人）的关注和共

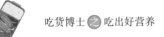

鸣:淘宝购物车里,各种防脱发产品占据"半壁江山";同学、同事聚餐时,大家讨论的话题不再局限于房子、车子、票子和孩子,而是"咦? 你不是去读博士了吗,头发咋还在呢,怕不是读了个假博士吧?!"

 年轻人越来越"秃"

《中国人头皮健康白皮书》显示,我国脱发人数已突破 2.5 亿,其中男性约 1.63 亿,女性约 0.88 亿,相当于每 4 名男性或每 8 名女性中就有 1 人遭受脱发带来的困扰;30 岁以前脱发的比例高达 84%,与上一代人的脱发年龄相比提早了足足 20 年。"90 后"正逐渐成为被脱发这一亚健康问题困扰最严重的群体。不论是初入职场的新人,还是身为职场中坚力量的青年,似乎都逃脱不了成为主流"秃秃"的命运。

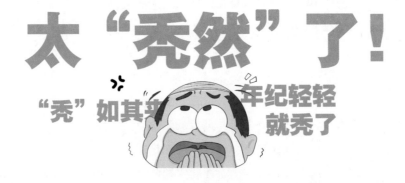

 判断脱发小妙招

人平均有 10～15 万根头发。头发的正常生长期为 2～4 年,新旧更迭是非常正常的。如何判断自己是否真的脱发呢?

这里给大家介绍两个方法:

1. 第一天晚上洗一次头发(无需计数)后,第二天在相同时间用脸盆再洗一次头发,并数一数掉发的数量,再除以 80% 即可估算每天真实掉发的数量。例如,你从盆中收集了 50 根头发,那么你当天掉发的数量大概是

50/0.8＝62 根。可以根据每天掉发数量判断是否脱发：

- 0～20 根：完美发质，头发非常健康。
- 21～50 根：优秀发质，处于健康状态。
- 51～100 根：脱发危机，存在脱发隐患。
- ＞100 根：病理性脱发，需寻求医生帮助。

2. 两天不洗发，用拇指和示指拉起一束头发（大约五六十根），然后用手顺毛干向发梢方向滑动。数一数脱落的头发数，少于 3 根为阴性，属于正常生理性脱发；3～6 根为可疑脱发；超过 6 根为阳性，表明有活动性脱发。

 健康饮食，要突出，不要"秃"出

除遗传、年龄增长、免疫异常、精神压力过大、内分泌失调及服用某些药物等因素外，洗护用品或吹风机使用不当也会引起脱发。如果连续 3～6 个月脱发，需要去医院查明病因，排除病理性因素。平时可以通过调节饮食习惯预防脱发：

1. 减少糖摄入，少吃高脂、辛辣的食物。

2. 多吃高蛋白质食物，如禽畜肉、鱼、蛋、奶、豆类等。头发的主要成分是角蛋白，如果饮食中缺乏蛋白质，头发不仅会生长缓慢、易脱落，还会变细、发脆、干枯、颜色变浅。

3. 多补充 B 族维生素，如常吃杂粮、瘦肉等。B 族维生素参与蛋白质、氨基酸的代谢，可保护发质。

4. 多补铁，多吃含铁丰富或促进铁吸收的食物（如动物肝脏），同时补充维生素 C，吃抑制铁吸收的食物（如咖啡、茶）应适量。缺铁会改变头发正常的生长周期，特别在女性中很常见。

当然，调整饮食只是一方面，减少熬夜、保持愉悦心情、避免长期精神紧张对脱发人群来说也是至关重要的。

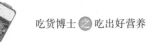

红豆薏米水，到底祛湿还是增湿

大家都很清楚一年四季是哪四季吧？如果告诉你中医里还有第5个季节，你是不是很好奇？

中医理论中有春、夏、长夏、秋、冬五季，长夏是特定的一季，关于长夏的时段界定有多种说法。王冰注《素问·六节藏象论》曰："所谓长夏者，六月也。"一般认为长夏主农历六月，包含小暑、大暑2个节气。长夏对应的五脏为脾，脾喜燥恶湿，而此时湿邪正盛，因此脾易受湿邪侵袭，使人感到湿热难耐。长夏湿邪盛，正是祛湿好时节。

 祛湿好帮手，一招就搞定

湿邪是"万恶之邪"，容易滋生各种疾病，影响脏腑功能。因此长夏季节要注重祛湿。提到祛湿，很多人会想到红豆薏米水。红豆、薏米的组合真的能祛湿吗？

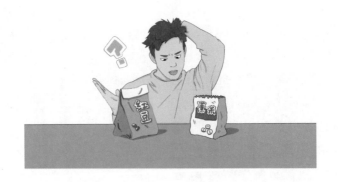

李时珍在《本草纲目》中曾对红豆和薏米的功效进行描述。红豆，俗称赤小豆，可"行津液，利小便，消胀除肿"。红豆所含的膳食纤维、钾及石碱可将胆固醇和盐等身体不需要的成分排出体外，达到利水消肿的效果。薏米，即薏苡仁，"泄痢水肿用之"，能增强肾功能，清热利尿，排除体内多余水分。红豆和薏米皆可利尿消肿，使身体代谢恢复正常。

 喝红豆薏米水不见效？也许是吃错了

红豆薏米水确有祛湿疗效，但为什么有人喝了之后不见效呢？可能是因为未注意以下几个常见问题。

1. 未区分红豆和赤小豆

从外形上看，普通红豆形状胖圆、色泽较亮，而赤小豆形状更细长、颜色较暗。中药的广义概念里有三种豆都可称为"红豆"，一种是红豆树的种子，一种是相思子，另一种是赤小豆，但只有赤小豆有除湿消肿功效。

2. 未选用炒薏米

薏米性微寒，长期食用生薏米会使脾胃受寒，运化水湿的功能失常，反而会加重湿气。因此要用炒制的薏米，其药性偏于平和，寒性大大减少。

3. 未将红豆、薏米提前浸泡

直接将二者水煮，很难煮烂，营养不易被吸收，最好提前用热水浸泡1小时。

4. 加米

煮红豆、薏米时加入大米，虽然提升了口感，但因为大米长在水中，带有湿气，也同时降低了祛湿功效。

5. 未同步健脾

根据"正盛邪则退、邪盛正则衰"的消长变化规律，湿邪盛则易伤脾，脾虚易被湿邪侵袭。因此，祛湿的同时还要健脾，可以在红豆薏米水中适当加入芡实、山药、茯苓等既能健脾又能祛湿的食材。

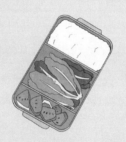

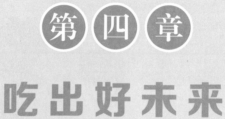

第四章

吃出好未来

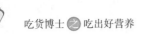

保健食品没有副作用吗

保健食品源于美国的"Dietary Supplement"，"Supplement"是添加或补充的意思，特别是补足欠缺，"Dietary Supplement"常有补足日常膳食摄入不足的营养之意。《食品安全国家标准 保健食品》(GB16740－2014)中保健食品的定义是：具有特定保健功能或以补充维生素、矿物质为目的的食品。即适用于特定人群食用，具有调节机体功能，不以治疗疾病为目的，并且对人体不产生任何急性、亚急性或慢性危害的食品。

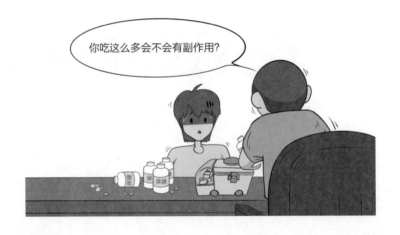

保健食品没有副作用，前提是按说明书食用

根据定义可知，保健食品是食品而不是药品，不能治疗疾病，但可以调节机体功能，在按照产品说明书食用的情况下不会有副作用。如果需要调整剂量或同时食用多种保健食品，需在专业人士指导下进行。比如，多维元素片和铁营养素补充剂都含有铁，而铁的安全剂量范围较窄，同时食用两者时如果不调整剂量,就可能导致铁超标。

 一般需长期食用才能见效

身体是一个复杂的生态系统,有一套严格的自我修复和防御机制。保健食品为自我修复和防御机制提供原料,而见效的具体时间则由人体的代谢特征决定,不同保健食品起效的时间不一样,作用于胃肠道的普遍较快,涉及组织修复的则较慢,一般需要 2 周到 3 个月左右。

 警惕保健食品违法添加药物

保健食品的开发、生产、服用与药品不同,不可能像药品那样迅速发挥治疗效果,但要求它必须无毒。只有不良商家才会偷偷在保健食品原料里私自添加特定药物,以达到快速见效的目的。如果一些保健食品减肥效果特别好,就很可能是因为商家违法添加了一些药物。这就需要我们擦亮眼睛,选择国家批准的企业生产的保健食品。

 保健食品不得虚假宣传、打"擦边球"

2018 年 12 月 20 日,国家市场监督管理总局关于进一步加强保健食品生产经营企业电话营销行为管理的公告明确规定,保健食品经营者以电话形式进行保健食品营销和宣传时,应当真实、合法,做到四"不得":

① 不得作虚假或者误导性宣传;

② 不得明示或暗示保健食品具有疾病预防或治疗功能;

③ 不得利用国家机关、医疗单位、学术机构、行业组织的名义,或者以专家、医务人员和消费者的名义为产品功效作证明;

④ 不得虚构保健食品监制、出品、推荐单位信息。

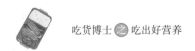

如何辨别保健食品的真伪

自古以来就有帝王追求长生的现象,随着生活水平的提高,老百姓也开始追求长寿,年龄越大这种想法越强烈。不法分子嗅到了商机,将"枪口"对准老年人,通过贩卖焦虑、虚假宣传、以次充好等方式欺骗老年人。那么,有方法能快速辨别保健食品的真伪吗? 有,国产保健食品辨别起来非常简单。

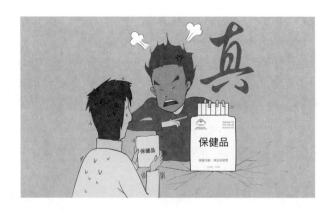

1. 看标识

包装上有"蓝帽子"标识(如图)的才是保健食品,没有的就是普通食品。保健食品标识内容不得涉及疾病预防、治疗功能,并声明"本品不能代替药物"或采用类似表达。另外,保健食品包装上应注明以下内容:净含量及固形物含量、配料、功效成分、保健功能、适宜人群、食用方法、生产日期及保质期、储藏方法、执行标准、生产企业名称及地址等。

2. 看批准文号

从 2004 年起,"蓝帽子"下面的"卫食健字"统一更换为"国食健字"或"食健备"。批准文号为"国食健字"或"食健备"G+年份+编号。

3. 看保健功能

看外包装与说明书内容是否一致。保健食品不得宣传疗效,不得有暗示可使疾病痊愈的宣称,如抑制肿瘤生长、提高性功能、消除脂肪肝、治疗高血压等,否则属于违法行为。

另外,一种产品只有一个功能,如果宣称具有多种功能,也是违法的。

国家市场监督管理总局《关于发布允许保健食品声称的保健功能目录非营养素补充剂(2022)及配套文件的公告(征求意见稿)》包括 24 种功能:①有助于增强免疫力;②有助于抗氧化;③辅助改善记忆;④缓解视觉疲劳;⑤清咽润喉;⑥有助于改善睡眠;⑦缓解体力疲劳;⑧耐缺氧;⑨有助于控制体内脂肪;⑩有助于改善骨密度;⑪改善缺铁性贫血;⑫有助于改善痤疮;⑬有助于改善黄褐斑;⑭有助于改善皮肤水分状况;⑮有助于调节肠道菌群;⑯有助于消化;⑰有助于润肠通便;⑱辅助保护胃黏膜;⑲有助于维持血脂健康水平;⑳有助于维持血糖健康水平;㉑有助于维持血压健康水平;㉒对化学性肝损伤有辅助保护作用;㉓对电离辐射危害有辅助保护作用;㉔有助于排铅。

4. 国家官网查询

可登录国家市场监督管理总局官网查询保健食品相关信息,无相关信息的均为假冒产品。

没事吃点保健食品是对的吗

保健食品对人体不产生任何急性、亚急性或慢性危害。一些"不差钱"的人就认为:反正吃不坏,也不贵,那平时吃点保健食品总没错,真的是这样吗?

可以肯定,不是所有人都需要保健食品,同样,也不是所有人都不需要保

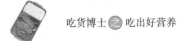

健食品。如果身体非常健康,且平时有很好的饮食、运动等生活习惯,日常饮食就能满足身体对各种营养素和其他功能性物质的需求,不需要额外补充保健食品。

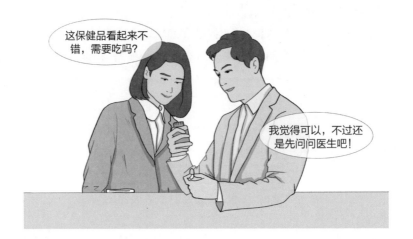

 哪些情况下需补充保健食品

简单来说,饮食摄入无法满足生理需要的情况都需要补充保健食品。比如:饮食不规律、接受过特殊的创伤性治疗(如大手术)、身体处于应激状态(如因高考、妊娠、家庭遭遇变故而情绪波动较大等)、工作压力大、有特殊需求(如减肥、延缓衰老等)及严格素食主义者。这些情况下,一方面应养成良好的饮食习惯,另一方面可在医生或营养医师指导下,选择适合自己的保健食品。

保健食品只适合特定人群调节机体功能时食用,应结合自身情况,对症选购,需要什么选什么,不要像"暴发户"一样,各种产品都"来一点"。

 没有保健食品标志但依然有效果,这可能吗

当然不可能,保健食品的功效不仅与产品成分有关,还与含量有关,需经过严格审批确认才能宣称。那些号称有保健功能却没有保健食品标识的产品是效果没有保障的假冒产品。花保健食品的钱买普通食品,你说亏不亏呢?

 食用保健食品五要点

1. 食用保健食品要依据其功能有针对性地选择,切忌盲目食用,特别是盲目叠加食用多个产品,以免超标。

2. 保健食品不能代替药品,不能将其当作灵丹妙药,或"死马当活马医"最后的"救命稻草"。

3. 食用保健食品应按标签或说明书的要求,切忌在销售人员的鼓动下盲目加量,如需变更食用量,一定要咨询医生或营养师。

4. 保健食品包含的营养素并不全面,不能代替其他食品,要坚持正常合理的饮食。

5. 不能食用过期或变质的保健食品。任何食品超过有效期或变质后都不应继续食用,而应丢弃。如果发现售卖过期或变质食品的行为,消费者可向当地食品药品监管部门反映或拨打 12345 热线反馈。

网购进口保健食品,应注意什么

随着网络的发达,"境外购"越来越流行,不出国门,甚至不出家门就可以买遍全球。虽然网购时不知道网络对面是人是鬼,但总有人盲目相信"国外产品=好产品"。有一位宝妈朋友给宝宝网购国外保健食品时将某产品给我看,我发现其食品标签有误,产品名称是"钙+维生素 D",但未标注维生素 D 的含量。这种连标签都不对的产品,你怎么能相信它是合格产品呢? 在这里给大家 4 条建议,规避网购的"坑"。

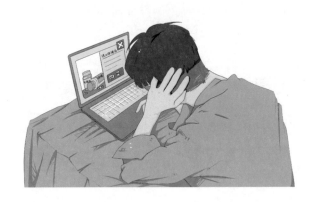

1. 充分了解产品功能，选择正规品牌

网购保健食品首先应认准产品外包装上标注的正规保健食品专用标志——"蓝帽子"。

网购未在国内申报的外国保健食品时，一定不要轻信广告宣传，而应有自己的判断，或寻求医生、营养师等专业人士的帮助。关于产品对身体机能的作用、副作用等一系列问题都要详细了解。对所谓的"网红"国外保健食品，在不了解的情况下，最好不要贸然尝试，不做"小白鼠"。

2. 选择正规网上商城，谨防钓鱼网站

越来越多人选择网购保健食品，假借销售保健食品名义的钓鱼网站也大量增多。这些网站会利用虚假资质设置陷阱欺骗消费者，需严加提防。

3. 不贪小便宜，拒绝低价陷阱

不同网购平台的保健食品价格相差较大，有时甚至同一网购平台不同销售渠道的保健食品价格都有很大差异。在这种情况下，大家应如何选择呢？保健食品毕竟是吃进身体的，安全性和有效性是最重要的，在购买保健食品时，应通过正规销售渠道购买合格产品，切不可因小失大。

4. 不盲目迷信"进口"，国产保健食品更适合国人体质

近年来，通过朋友圈和海外代购购买进口保健食品的人越来越多。问题也随之而来，市场上的进口保健食品品质参差不齐，其中不乏"挂羊头卖狗肉"的假冒产品。另外，不同国家和地区居民的人种、生活方式、社会环境等均有所不同，对营养素的需求也不一样，因而保健食品配比不尽相同，国外的

保健食品对其本国居民来说合适,但对我国居民而言未必是最合适的。

三招摧毁保健食品销售陷阱

近年来,有些人在小区门口租个房子,简单装饰后,就可以成立一个健康管理公司了。这种公司也没啥产品,就是热心"公益"活动,不仅有免费的健康讲座,还送鸡蛋、日用品……这实际上是为给老年人"洗脑",从而推销保健食品甚至是"三无"产品,此类案例时常见诸报端。我居住的小区对面就有两家这样的店,只是他们隔一段时间就会换个公司名称。但不管怎么换,明眼人一看就知道是骗老年人钱的。爸妈经不住免费鸡蛋和日用品的诱惑,一定要参加这种讲座,该怎么办呢? 其实很简单,告诉爸妈以下三点即可。

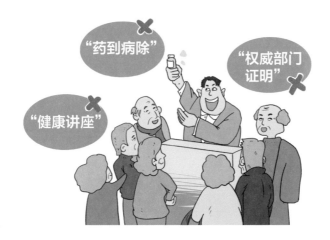

1. 宣称"药到病除"的都是骗子

保健食品不是药品,不具有明确的治疗效果,也不能声称或宣传具有治疗功效。凡是声称可以治疗某种疾病,如使用"根治""药到病除"等用语,或

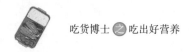

承诺"无效退款""无毒副作用"的,都是骗子。

如果真有这么好的效果,医院为什么没有这些产品呢? 医生为什么不开具处方呢? 所以,不要相信销售人员"医院害怕把病治好就没有病人,无利可图了"的说法。

2. 通过"健康讲座"卖产品的都是骗子

一些不法商家以"访谈、讲座、采访、座谈会"等形式为幌子,邀请一些假冒"专家""教授"和"老中医"在现场进行"养生"讲座,目的是"下危机",即夸大疾病的危害或不良环境的危害,最终兜售商品。天上不会掉馅饼,正规的健康讲座大部分会通过居委会、村委会等开展,且这些讲座不会附带商品销售。所有号称必须吃保健食品的"专家""教授"和"老中医"都是骗子。

3. 假借"权威部门"证明虚假功效的都是骗子

非法保健食品商人最喜欢假借人们听过但没见过的国内外权威机构、医疗机构、学术机构、行业组织的名义,比如"世界卫生组织研究表明⋯⋯""哈佛大学教授说⋯⋯""美国卫生部规定⋯⋯"等,为产品的功效做说明,以增强产品的权威性和说服力。不要盲目相信这些不可信、不科学的所谓证明。

多维元素片,进口的不如国产好

现在许多人会为父母选购多维元素片,认为吃一片可以补充多种营养素,对身体好。这不,一对小夫妻就因为到底送爸妈国外 A 品牌还是国产 B 品牌的多维元素片起了争执。我们来帮他们辨别一下吧。

 先了解两个概念

● 推荐摄入量(RNI):满足某一特定性别、年龄人群中 97%～98%个体需要量的推荐摄入水平。

● 可耐受最高摄入量(UL):平均每日可以摄入该营养素的最高量,当摄入量超过该剂量时,发生毒副作用的危险性会增加。

 A 品牌多维元素片适合爸妈吗

A 品牌产品营养素含量与我国 60 岁以上老年人每日推荐摄入量

营养素名称	UL	A 品牌产品营养素含量		我国 60 岁以上老年人每日推荐摄入量	
		女	男	女	男
维生素 A(微克)	3 000	750	750	700	800
维生素 B_1(毫克)	/	50	35	1.2	1.4
维生素 B_2(毫克)	/	50	35	1.2	1.4
维生素 B_6(毫克)	60	50	25	1.6	1.6
维生素 B_{12}(微克)	/	200	120	2.4	2.4
维生素 C(毫克)	2 000	200	200	100	100
维生素 D(微克)	50	25	5	10	10
维生素 E(毫克)	700	25	25	14	14
烟酸(毫克)	35	100	25	12	14
叶酸(微克)	1 000	500	500	400	400
生物素(微克)	/	200	200	40	40
钙(毫克)	2 000	10.1	10	100	100
铁(毫克)	42	5	5	12	12
锌(毫克)	40	20	20	7.5	12.5
硒(微克)	400	50	26	60	60
碘(微克)	600	150	150	120	120

比较 A 品牌产品营养素含量和我国 60 岁以上老年人各营养素每日推荐量可见,A 品牌产品烟酸的含量超过了我国规定的最高可耐受摄入量;维生素 B_1、维生素 B_2、维生素 B_{12} 及生物素含量则超过我国推荐摄入量 30 倍及以

上。如果按照瓶身标注的推荐量服用，就存在部分营养素摄入量超标的风险。过量摄入营养素会影响身体健康，如过量摄入烟酸会引起皮肤潮红，一些人还会出现皮疹、低血压、眩晕等症状。

A品牌产品显然不适合爸妈。B品牌的中老年人多维元素片有进口版和国产版，让我们看看两者的营养素含量有什么差别。

B品牌产品营养素含量与我国60岁以上老年人每日推荐摄入量

营养素名称	UL	B品牌进口版产品营养素含量		B品牌国产版产品营养素含量		我国60岁以上老年人每日推荐摄入量	
		女	男	女	男	女	男
维生素 A(微克)	3 000	1 050	1 050	333	318	700	800
维生素 B₁(毫克)	/	1.1	1.5	0.9	0.9	1.2	1.4
维生素 B₂(毫克)	/	1.1	1.7	0.9	0.9	1.2	1.4
维生素 B₆(毫克)	60 毫克	5	6	2	2.5	1.6	1.6
维生素 B₁₂(微克)	/	50	100	6.6	6.6	2.4	2.4
维生素 C(毫克)	2 000	100	120	85	85	100	100
维生素 D(微克)	50	25	25	6.6	6.6	10	10
维生素 E(毫克)	700	15.8	27	20	20	14	14
烟酸(毫克)	35	14	20	10	12	12	14
叶酸(微克)	1 000	400	300	266	266	400	400
生物素(微克)	/	30	30	62.5	50	40	40
钙(毫克)	2 000	300	210	310	300	100	100
铁(毫克)	42	8	/	6.5	6.5	12	12
锌(毫克)	40	15	15	8	10	7.5	12.5
硒(微克)	400	22	21	66	66	60	60
碘(微克)	600	150	150	/	/	120	120

在维生素B和维生素D含量上，B品牌进口版和国产版产品是有差异的，虽然都没有超过可耐受最高摄入量，但进口版的含量远高于我国的每日推荐摄入量。

为什么进口与国产产品剂量有差异

1. 不同人群营养素需求不一样

每个国家的保健食品都是以本国居民营养素需要为基础制定的，由于不同国家人群饮食习惯、生活方式、居住环境等的差异，居民膳食营养素推荐摄入量也不尽相同。这就是每个国家版本的多维元素片配方不同，而同一国家不同公司的产品配方差异不大的原因。

2. 不同国家保健食品策略不一样

多维元素片的配方也和不同国家的策略有关。比如，我国推行全民食盐加碘，所以我国保健食品级别的多维元素片是不含碘的，而美国和澳大利亚是非强制补碘国家，所以他们国家的多维元素片基本都是含碘的。碘的安全范围较窄（120～600 微克），对中国居民来说，食用含碘的补充剂会增加碘摄入超标的风险。

因此，在选择多维元素片时，不应盲目崇洋，中国版本才是最适合国人体质的，同时应按照包装上的推荐量服用。

获得诺贝尔奖的辅酶 Q_{10} 真有那么神吗

我一个朋友的奶奶最近总是感到胸口憋闷，医生推荐她奶奶补充一点辅酶 Q_{10}。她很好奇，在网上查询了一下，发现很多言论称辅酶 Q_{10} 护心、备孕、抗氧化功能"全佳"，曾获诺贝尔化学奖，是心脏"保护神""加油站"，它真的有这么神奇吗？

 什么是辅酶 Q_{10}

辅酶 Q_{10} 是一种脂溶性维生素，主要存在于人体脏器内，如心脏、肝脏、

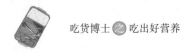

肾脏和胰腺中,尤其是心肌含量非常多。人体能合成的量有限,且随着年龄的增长,合成速度越来越慢,主要依靠鱼、肉、全谷物等食物获取。

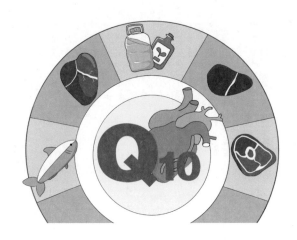

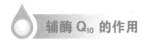 **辅酶 Q_{10} 的作用**

1. 保护心脏

辅酶与心脏功能的强弱息息相关。人体内辅酶 Q_{10} 水平降低 75% 会导致心脏功能异常。辅酶 Q_{10} 能增强心脏病患者的体力,还可降低血压,减少心脏病发作和卒中的发生风险。辅酶 Q_{10} 不但有益于普通的心脏病患者,还可与其他药物联合使用,治疗多种晚期心脏病。欧美等国有很多心脏病患者,特别是心力衰竭患者长期服用辅酶 Q_{10}。研究显示,每日补充 100 毫克以上辅酶 Q_{10} 能明显提升心脏组织内辅酶 Q_{10} 的浓度。

2. 缓解疲劳

辅酶 Q_{10} 可使细胞保持良好的状态,是细胞自身产生的天然抗氧化剂和细胞代谢启动剂,有助于保证机体充满活力,脑力充沛。

3. 辅助治疗骨质疏松症

研究显示,辅酶 Q_{10} 可通过促进成骨细胞形成,抑制破骨细胞吸收、氧化应激和细胞衰老防止骨丢失,并且安全性好,无严重不良反应。

另外,辅酶 Q_{10} 还具有抗氧化、清除自由基功能,能保护皮肤,增强免疫力,预防血管壁脂质过氧化和动脉粥样硬化等。

 哪些人需要补充辅酶 Q$_{10}$

服用他汀类药物的患者需要补充辅酶 Q$_{10}$。因为他汀类药物在抑制胆固醇合成的同时,也会抑制体内辅酶 Q$_{10}$ 的生成,而老年人本身易缺乏辅酶 Q$_{10}$。在使用他汀类药物时补充辅酶 Q$_{10}$,可以缓解其引起的不良反应,如认知障碍、肌痛、疲劳、肝脏损伤。

人体能自身合成部分辅酶 Q$_{10}$,且其食物来源比较丰富,如果保证膳食平衡,就不需要额外补充。另外,由于缺乏大规模、长周期的实验验证辅酶 Q$_{10}$ 的长期效果,不能认为它是必需的。

支链氨基酸是"肌肉猛男制造机"吗

2022 年夏天,明星刘畊宏又激活了男生们的"肌肉猛男"梦,"麒麟臂""八块腹肌""人鱼线""牛蛙腿""男女通杀"……这诱惑力谁不想拥有?可是锻炼太辛苦,有什么变身"肌肉猛男"的捷径吗?网上流传着一份"江湖绝密"全年增肌营养补充剂指南:

"1 月乳清蛋白、2 月锌镁力、3 月肌酸、4 月酪蛋白、5 月支链氨基酸、6 月一氧化氮促进剂、7 月咖啡因、8 月维生素、9 月 β 丙氨酸、10 月左旋肉碱、11 月甜菜碱、12 月佛司可林。"

如何科学利用这些营养补充剂?今天带大家通过支链氨基酸(BCAAs)走进"肌肉猛男"的世界。

《国际运动营养学会杂志》将增肌营养补充剂分为 3 种类型:

● I 类:有强有力的证据支持其效用并明确安全性的营养补充剂;

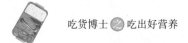
- Ⅱ类：只有有限或混杂的证据支持其效用的营养补充剂；
- Ⅲ类：没有证据证明其效用和安全性或证据不足的营养补充剂。

BCAAs属于Ⅱ类。

支链氨基酸有什么作用

支链氨基酸包括亮氨酸、异亮氨酸和缬氨酸，由于人体不能自身合成而必须从食物中获取，也称为必需氨基酸。

支链氨基酸的主要作用是刺激肌肉蛋白质合成，促进肌肉生长；减少锻炼时肌肉蛋白质分解，减轻锻炼时的疲劳感，延长锻炼时间。

正是因为支链氨基酸有促进肌肉生长、为运动供能等作用，其常常作为运动补充剂出现在我们的生活中。

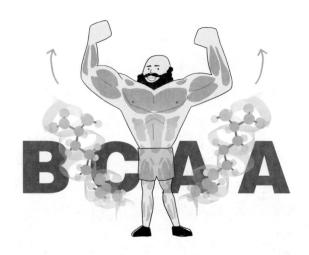

有必要服用支链氨基酸补充剂吗

既然支链氨基酸作用于肌肉的原理如此简单明了，为什么有人会说它是"智商税"呢？因为一般人群完全可以通过日常饮食摄入保证支链氨基酸充足，不必额外摄入营养补充剂。如果因消化系统疾病、节食、素食等导致蛋白质摄入量偏低，适当补充BCAAs有一定帮助。

BCAAs 的食物来源主要包括鱼、瘦肉、鸡蛋等。

常见食物的支链氨基酸含量

食物 （100 克）	总蛋白质 （克）	BCAA （克）	亮氨酸 （克）	异亮氨酸 （克）	缬氨酸 （克）
鸡脯肉	21.2	3.9	1.7	1.1	1.1
瘦牛肉	21.2	3.6	1.6	0.9	1.1
金枪鱼	19.4	3.3	1.5	0.9	0.9
野生鲑鱼	20.0	3.5	1.6	0.9	1.0
牛腩排	21.2	3.6	1.6	0.9	1.1
罗非鱼	20.0	3.5	1.6	0.9	0.9
鸡胸肉	23.5	3.1	1.6	0.6	0.8
鸡蛋	3.7	0.8	0.3	0.2	0.2
蛋白	2.1	0.5	0.2	0.1	0.2
干烤花生	7.1	4.0	1.8	1.0	1.2

对参与长时间运动项目的运动员来说，补充 BCAAs 收益更明显。例如，在马拉松、越野滑雪、足球比赛等前补充 7.5～21 克 BCAAs 可提升耐力，提高运动成绩。目前国内没有关于 BCAAs 的推荐摄入范围。美国国立卫生研究院认为，成年人每日饮食中一般已包含 10～20 克 BCAAs，从补充剂中额外摄入不超过 20 克是安全的，即总 BCAAs 摄入量不超过 40 克/天是安全的。

运动员或健身人群补充 BCAAs 前，应充分了解自己的日常饮食摄入量，再进行额外补充，这样才能达到最佳效果。

NMN 到底是"长生不老药"还是"智商税"

很多女性过了 25 岁就开始容貌焦虑，前几天办公室的女同事们还在讨

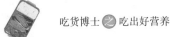

论:虽然不想承认,但真的感觉自己变老了,明年除要做光子嫩肤、热玛吉外,还要把号称可以延缓衰老的 NMN 安排上。

"修复细胞 DNA,提升身体机能,定格年轻态",简单几个词,就让爱美的女性和害怕衰老的人疯狂追逐,纷纷"慷慨解囊"。甚至有 NMN 商家打出"很多名人都在吃相关产品"这样的广告词。那么,NMN 真的能让我们永葆年轻吗?

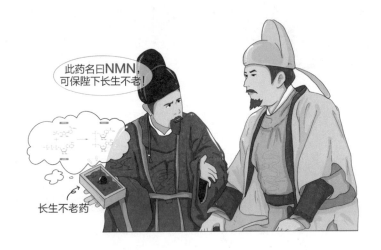

"抗衰老神药"NMN 多停留在动物研究

NMN 的全称为"β 烟酰胺单核苷酸",是一种自然存在的生物活性核苷酸,属于维生素 B 族衍生物,是 NAD＋(辅酶Ⅰ)的前体物质,而人体内 NAD＋ 水平下降是导致衰老的主要原因之一,通过补充 NMN 可以激活 NAD＋,从而起到延缓衰老的作用。动物实验显示,NMN 可减轻神经系统、肝脏、肌肉、脂肪组织、视网膜中与年龄相关的生理变化,且目前尚无证据表明人类服用 NMN 存在不良反应,因此其被认为是一种具有抗衰老功能的物质。

现在许多广告宣传将 NMN 称为"抗衰老神药",一些商家甚至将 NMN 归入医药范畴,对民众造成了一定的误导,其实它在市场上应作为化妆品添加剂或膳食补充剂销售。

NMN 在我国目前仅可用于化妆品

2021 年初,国家市场监督管理总局印发了《关于排查违法经营"不老药"的函》,要求各省排查有无违法经营"NMN 不老药"的情况,并明确指出,"在我国境内,NMN 不能作为食品进行生产和经营"。2022 年初,国家药品监督管理局公示了 NMN 作为"化妆品"新原料备案通过的信息。这释放出了极大的政策利好信号,NMN 未来可能被批准用于膳食补充剂。

 网购 NMN 警惕骗局

目前国内能购买到的 NMN 分为两种:一种是进口的正规产品,另一种则是以化工原料形式存在的产品,一般命名为"原粉"。实际上,售卖"NMN 原粉"这样的"擦边球"属于违规销售。对进口 NMN 产品,目前我国仍存在监管难题——没有质量标准和权威检测,产品质量和安全无法保证。

虽然目前大量研究显示 NMN 具有一定的延缓衰老作用,但并不表示通过补充 NMN 就能让人长生不老。生老病死是自然规律,人们可以延缓衰老,但不能阻止衰老。面对衰老,保持好心态才是最重要的。

HMB 撑起"肌肉保护伞"

在以往很长的一段时间里,人们认为步入中老年以后的体形消瘦、行动迟缓、活力下降是人体衰老的自然现象,并没有将它当作一种疾病。越来越多研究表明,肌肉的过量流失会引起虚弱无力、抵抗力下降、感染和其他疾病的发生风险增加,肌肉健康应引起人们的注意。

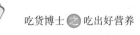

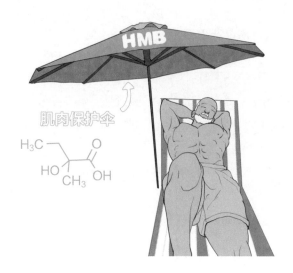

肌肉危机下"爆红"的 HMB

β-羟基-β-甲基丁酸盐（HMB）是人体内必需的支链氨基酸——亮氨酸的活性代谢产物，主要功能是促进肌肉蛋白质合成、防止肌肉蛋白质流失，是一种可增强肌肉力量、增大肌肉体积、减少体脂的新型营养补充剂。许多动物和植物性食物含有小剂量 HMB，尤其是苜蓿和鲇鱼。亮氨酸可转化成 HMB，但人体内 80% 的亮氨酸被用于蛋白质合成，剩余的代谢后仅产生少量 HMB。一个 70 千克的成年人一天只能产生 0.2～0.4 克 HMB。

HMB 的重要性值得中老年人关注

很多中老年人存在一些误区，认为腿脚不好就是缺钙导致的。其实，补钙只是对骨骼的保健，肌肉同样会导致下肢功能的减退，而补充 HMB 既能提高肌肉含量又能促进骨骼和肌肉的生长。2017 年 HMB 已通过中国《食品安全法》，可作为一种食品营养添加剂逐渐添加在中老年饮品、烘焙食品等中，安全性毋庸置疑。

HMB 适合这些人群

1. 运动员与健身爱好者

HMB 作为目前世界上最前沿的增肌产品,广泛应用于运动员和健身爱好者,可以帮助提高肌肉的数量和质量,加快体内脂肪的消耗。

2. 肌少症患者

凡是出现肌肉松弛、体重下降、运动平衡能力差、易跌倒、关节疼痛及变形、身体虚弱、难以站立、下床困难等问题,都应警惕肌肉衰减综合征(也称肌少症)。大量研究发现,HMB 可显著增加肌肉蛋白质合成,改善体成分,增加去脂体重,同时增强肌肉力量。人体肌肉含量在 30 岁后将逐年流失,到 70 岁,肌肉衰减大约 40%,80 岁衰减 50%。肌少症患者每天补充 3～6 克 HMB 是安全且必须的。

3. 免疫力低下人群

HMB 能保持免疫系统健康。免疫系统由各种免疫蛋白组成,而 HMB 能促进这些免疫蛋白的合成。

如今,HMB 在营养市场上的运用已非常广泛,从最初的营养补充剂,到现在被广泛添加在咖啡饮品、中老年奶粉、可可制品、糖果等食品中。有需要的人可以从市场上大量的产品中挑选适合自己的 HMB 产品。

口服化妆品——葡萄籽提取物,你会选吗

被誉为"口服化妆品"的葡萄籽提取物已悄悄走进很多年轻人的生活,成为很多女性必备的一样保养品。那么,葡萄籽提取物到底有什么作用,又有哪些食用误区呢?

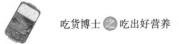
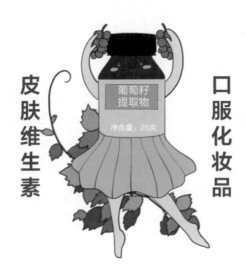

什么是葡萄籽提取物

葡萄籽提取物是从葡萄籽中提取、分离得到的一类多酚类混合物,主要由原花青素、儿茶素、表儿茶素、没食子酸、表儿茶素没食子酸酯等组成,优质产品中原花青素的含量高达95%。

葡萄籽提取物的主要作用

葡萄籽提取物是目前自然界中发现的抗氧化、清除自由基能力最强的物质之一,其抗氧化活性为维生素E的50倍、维生素C的20倍。超强的抗氧化能力使其可以改善皮肤弹性、美白、祛斑、减少皱纹,有"皮肤维生素""口服化妆品"等美誉。

葡萄籽提取物能有效清除体内自由基,保护人体组织免受氧化损伤,因此在预防许多与自由基相关的疾病(如癌症、炎症等)及衰老方面有一定作用。此外,葡萄籽提取物还可抑制致敏因子——组胺的释放,有效调节机体的免疫力,改善过敏体质。

葡萄籽提取物两大误区

误区1：吃葡萄籽也能抗氧化

很多无良商家为了利益，大肆宣传葡萄籽也有抗氧化、抗癌、延缓衰老的作用，把葡萄籽磨成粉直接卖给消费者。事实上，葡萄籽很难被消化、吸收，只有经提取后获得的有效成分才有较好的保健作用。不同品种和产地的葡萄籽原花青素含量也有所不同，一般1千克葡萄籽可提取获得18～94克葡萄籽提取物。可见，想通过吃葡萄籽摄入足够的葡萄籽提取物，几乎是不可能的。

误区2：只要是葡萄籽提取物都有效

很多人服用葡萄籽提取物产品后，既没有美白也没有祛斑效果，就怀疑"皮肤维生素"这个说法的真实性。其实，这可能和选购产品的品质有关。葡萄籽提取物中最有效的成分是原花青素，而原花青素又分为高聚原花青素和低聚原花青素，真正有效的是后者，低聚原花青素含量也是衡量葡萄籽提取物产品品质的关键因素。不同产品的提纯工艺不同，低聚原花青素含量差异较大，效果也会不一致。

因此，消费者购买葡萄籽提取物产品时，不必过度关注葡萄籽提取物的含量，敢标注总原花青素或低聚原花青素含量的商家才是真正对自己产品有信心的。

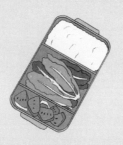

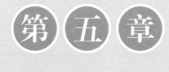

第五章

吃出好人生

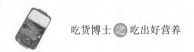

如何有效缓解孕吐

准备怀孕的你真的准备好了吗？你知道备孕有哪些学问吗？孕吐是怀孕初期的正常生理现象,孕妇要学会从容面对。如果孕吐严重,你知道有哪些方法可以缓解孕吐吗？

 备孕注意这些事

备孕是指育龄妇女有计划地怀孕,并为优生优育做必要的前期准备。为保证孕育质量,夫妻双方都应做好充分的孕前准备。

1. 孕前夫妻双方应将体重调整至正常范围,即 BMI 为 18.5～23.9 千克/米^2。

2. 女方至少从计划怀孕前 3 个月开始每天补充 400 微克叶酸,同时常吃富含叶酸的食物,如动物肝脏、蛋类、豆类、绿叶蔬菜、水果及坚果类,可预防胎儿神经管畸形等。目前尚无证据表明男方补充叶酸对胎儿有好处。

3. 夫妻双方在合理膳食的基础上,关注碘和铁的储备,坚持食用加碘食盐及海带、紫菜、贻贝等富碘食物,常吃动物血、肝脏及红肉等含铁丰富且吸收率高的食物。

4. 夫妻双方禁烟酒,保持健康生活方式。

 孕早期怎么吃

1. 孕早期胎儿生长发育速度相对缓慢,孕吐不严重的孕妇可继续保持孕前的平衡膳食,同时关注叶酸、碘、铁等营养素的摄入。

2. 孕吐明显或食欲不振的孕妇尽量保持平衡膳食,可少量多餐,选择清淡易消化的食物。尝试晨起或睡前吃点含水少的谷类制品,也可缓解孕吐;

避免煎炸、油腻食物或引起恶心的食物;适当补充维生素等。

3. 孕吐严重影响进食的孕妇不必强调平衡膳食和规律进餐,要保证每天至少摄入 130 克碳水化合物,预防酮症酸中毒影响胎儿脑及神经系统发育。含 130 克碳水化合物的食物举例:①米 180 克(生重);②面 180 克(生重);③薯类 550 克;④鲜玉米 550 克;⑤食物组合:米饭(大米 100 克)、红薯 200 克、酸奶 100 克。孕吐严重影响生活的孕妇可寻求医师的帮助。

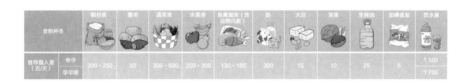

食物种类		谷薯类	薯类	蔬菜类	水果类	鱼禽蛋肉(含动物内脏)	奶	大豆	坚果	烹调油	加碘食盐	饮水量
推荐摄入量(克/天)	备孕	200～250	50	300～500	200～300	130～180	300	15	10	25	5	1 500
	孕早期											1 700

可缓解孕吐的营养素

● 维生素 B_6:它是一种水溶性 B 族维生素,能促进人体内产生 γ-氨基丁酸。γ-氨基丁酸是一种重要的中枢神经系统抑制性神经递质,可以抑制呕吐中枢的反应。同时,维生素 B_6 可以起到营养神经、调节内分泌功能、镇静胃肠黏膜神经等作用,从而在一定程度上减轻孕吐。

● 锌:锌是一种具有许多重要生理功能的微量元素,是人体内许多酶的重要组成成分,可以增进食欲、缓解厌食症、改善味觉等。虽然没有直接证据表明锌可以缓解孕吐,但研究发现,缺锌的孕妇更容易孕吐和食欲不振。因此,孕早期缺锌的孕妇适当补充锌可以一定程度上缓解孕吐和食欲不振。

需要提醒的是,孕妇一定要在医生的指导下服用维生素 B_6 或锌,切不可盲目用药。

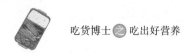

长胎不长肉的孕期饮食攻略

俗话说,孕妇一个人吃,两个人补。这似乎意味着孕妇要多吃,可吃多了又怕长太胖影响生娃。准妈妈们真难啊,到底怎么吃才能实现长胎不长肉呢?

 孕期体重管理

孕期体重增长过快或过慢都将导致不良妊娠结局,如早产、胎儿生长受限、低出生体重、巨大儿等。因此,孕期要做好体重管理,使增重适宜,保证母婴营养和健康。一般孕期平均累计增重 12 千克较为适宜,具体可参考中国营养学会标准《中国妇女妊娠期体重监测与评价》(T/CNSS009 - 2021),详见下表。

妊娠期妇女体重适宜增长值

妊娠前体质指数分类	总增长值(千克)	妊娠早期增长值(千克)	妊娠中晚期每周体重增长值及范围(千克)
低体重(BMI<18.5 千克/米^2)	11.0~16.0	0~2.0	0.46(0.37~0.56)
正常体重(18.5≤BMI<24.0 千克/米^2)	8.0~14.0	0~2.0	0.37(0.26~0.48)
超重(24.0≤BMI<28.0 千克/米^2)	7.0~11.0	0~2.0	0.30(0.22~0.37)
肥胖(BMI≥28.0 千克/米^2)	5.0~9.0	0~2.0	0.22(0.15~0.30)

孕中、后期饮食关键

孕妇应在孕前平衡膳食的基础上,根据胎儿生长速率及自身生理和代谢变化适当调整进食。孕中期开始,胎儿生长发育逐渐加速,营养需要增加,应适量增加奶、鱼、禽、蛋和瘦肉的摄入,尤其应关注以下五种营养素。

● 叶酸:除备孕和孕早期外,整个孕期也要常吃富含叶酸的食物,并每天服用 400 微克叶酸补充剂。

● 铁:每天吃瘦肉 50～100 克,每周吃 1～2 次动物血或肝脏 20～50 克,预防孕妇及胎儿发生缺铁性贫血或铁缺乏。摄入含维生素 C 较多的蔬果,可促进膳食中铁的吸收和利用。

● 碘:孕期碘的推荐摄入量为 230 微克/天,是非孕期的 2 倍。食用加碘食盐、每周吃 1～2 次富含碘的海产品,可预防胎儿大脑发育落后、智力低下等。100 克海带(鲜)、2.5 克紫菜(干)、30 克贝类可分别提供 110 微克碘。

● 维生素 D

人体可在紫外线照射下合成维生素 D,应每天接受阳光照射 10～20 分钟,户外活动不足或环境缺乏阳光的孕妇,每天可服用 10 微克维生素 D 补充剂。

● DHA

鱼类(尤其是深海鱼类,如金枪鱼、三文鱼、鲱鱼、凤尾鱼等)富含 DHA (二十二碳六烯酸),对胎儿大脑和视网膜发育有益。

食物种类		谷类	薯类	蔬菜类	水果类	鱼禽蛋肉(含动物内脏)	奶	大豆	坚果	烹调油	加碘食盐	饮水量
推荐摄入量(克/天)	孕中期	200～250	75	400～500	200～300	150～200	300～500	20	10	25	5	1 700
	孕晚期	225～275	75	400～500	200～350	175～225	300～500	20	10	25	5	1 700

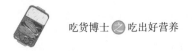

 运动不容忽视

怀孕期间最忌犯懒,整天不动。孕妇进行锻炼不仅能更好地控制体重,还能有效预防妊娠期糖尿病和妊娠期高血压,使生产过程更顺利。当然,无论什么时候运动,都要以健康和安全为前提。

怀孕是一个艰辛而幸福的过程,也是正常的生理过程,准妈妈们要保持良好的心态和健康的生活方式,好好感受孕育新生命的快乐。

（扫码看视频）
科学补碘　护佑母婴健康

孕期补充 DHA 会增大胎儿头围吗

DHA 有"脑黄金"之称,对胎儿大脑的发育非常重要。为了让宝宝更聪明,不少宝妈在孕期服用 DHA 补充剂。但坊间一直流传着"孕期补充 DHA 会增大胎儿头围"的说法,这是真的吗?

 DHA 有哪些作用

DHA 是一种多不饱和脂肪酸,全名是二十二碳六烯酸。在大脑、神经组织、视网膜中含量较高,是大脑细胞膜的重要成分,参与脑细胞的形成和发育,可维持神经细胞的正常生理活动。同时,DHA 还具有促进胎儿大脑发育的作用,维持机体适宜的 DHA 水平,有益于宝宝早期神经和视觉功能发育。

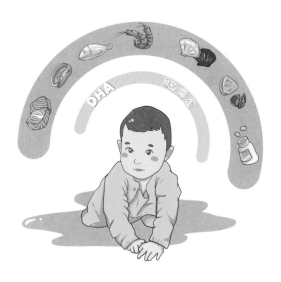

 如何通过饮食摄入 DHA

DHA 含量高的食物包括深海鱼(如金枪鱼、三文鱼、鲱鱼、凤尾鱼等)、藻类、虾、贝类、墨鱼等。清蒸比干煎、油炸等烹饪方式温度低,DHA 损失少。富含 α-亚麻酸(达 50%以上)的亚麻籽油、紫苏油等食用油也可在人体内代谢衍生为 DHA。

 孕期是否应服用 DHA 补充剂

对孕期是否应服用 DHA 补充剂这一问题,没有统一的答案。孕妇宜每天摄入 50 毫克 EPA(二十碳五烯酸)和 200 毫克 DHA。孕中期每天吃 50~75 克鱼虾类,孕晚期和哺乳期每天吃 75~100 克鱼虾类(成人手掌大小和厚度的一块鱼大概 75 克),即可满足需求。例如,100 克金枪鱼可以提供 890 毫克 DHA,孕妇每周吃 2~3 次,每次手掌大小的一块即可。孕妇如果不喜欢吃鱼虾类或为素食主义者,可以选择 DHA 补充剂,但切忌"多多益善",一般不超过 2 000 毫克/天。

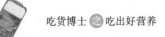

孕妇何时开始补充 DHA

从怀孕时开始，尤其是孕 20 周后胎儿脑细胞分裂加速，磷脂增加是脑细胞分裂加速的前提，而 DHA 是合成磷脂的原料。母乳喂养的宝妈也需要补充 DHA，因为婴幼儿每天需要 100 毫克 DHA，对 6 月龄内的宝宝，母乳是其获取 DHA 唯一的来源。

胎儿头围大，不能怪"脑黄金"

目前国内外的研究结果尚不能证实孕期补充 DHA 与胎儿头围存在必然联系。因此，网传"孕妇补充 DHA 会导致宝宝头大"是谣言。

实际上，胎儿大脑异常增大是由于先天性大脑皮质增厚或神经胶质细胞增生。引起胎儿头围偏大的因素很多，如孕期营养过剩、体重增加过多、妊娠期糖尿病及遗传因素等。

月子里这样吃，乳汁充足不长胖

我国各地普遍有"坐月子"的习惯，坐月子的头等大事就是吃肉和喝汤，喝牛奶、吃蔬菜和水果好像就显得不那么重要了，真的是这样吗？月子里到底应该怎么吃，才能保证乳汁充足还不长胖呢？

月子里怎样科学喝汤

为促进乳汁分泌，产妇坐月子通常需要喝许多汤水。听到这，很多妈妈是不是开始扶额苦恼？——"油乎乎的乌鸡汤、猪蹄汤、骨头汤快要喝吐了！"

产妇如果过多摄入油脂含量高的炖汤,不仅会感觉很油腻,还容易发胖。那么,月子期应如何喝汤呢?

首先,可以选择脂肪含量较低的肉类煲汤,如鱼类、去皮禽类、瘦肉类。原材料的脂肪含量低,溶入汤里的脂肪就会少一些。

其次,可以将汤里的浮油撇去再食用。另外,产妇并非只宜喝肉汤,豆腐汤、蔬菜汤、紫菜蛋花汤等素汤也是不错的选择。

需要提醒的是,牛奶是天然的优质汤水,每天饮奶 500 毫升,不仅能补充水分,还能提供优质蛋白质和钙。

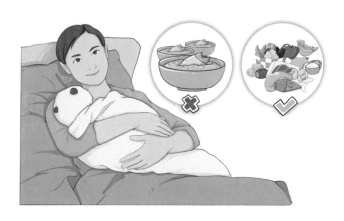

坐月子如何保证均衡饮食

坐月子的产妇"一个人吃两个人的饭",光喝汤是不行的。研究表明,与孕妇相比,我国产妇乳制品、蔬菜、水果等摄入量低很多。蔬菜、水果是膳食纤维、维生素和矿物质的重要来源。维生素 C 有助于伤口修复;膳食纤维对预防便秘有好处;奶类富含优质蛋白和钙,可以提高免疫力,防止腿抽筋。因此,产妇除补充肉类外,还要特别注意乳制品、蔬菜、水果的均衡摄入。总的饮食原则是饮食充足不过量,清淡少油,食物多样。

特别提醒:坐月子要重视这些营养素

● 蛋白质:能促进乳汁分泌和产后身体恢复,鱼、禽、蛋、瘦肉、奶类富含

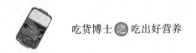
优质蛋白质,产妇要多吃,也可以适量吃一些大豆及其制品。

● 维生素 A:能促进宝宝的视觉、免疫功能等发育。产妇宜每周吃 1～2 次动物肝脏,如猪肝(总量 85 克)或鸡肝(总量 40 克)。此外,多吃蛋黄、奶类,以及深绿、红、黄色的蔬果(如西兰花、番茄、胡萝卜、南瓜、橙子等)也可以补充维生素 A。

● 钙:选择母乳喂养的产妇会因哺乳流失一定量的钙,因此要多吃富含钙的食物,否则身体就会通过调动骨骼中的钙来满足母乳的需要,从而影响母体骨质。奶类是补钙最好的食物,产妇宜每天喝奶 400～500 毫升。此外,维生素 D 能促进钙的吸收和利用,可通过吃营养补充剂或多做户外活动来补充。

● 碘和 DHA:这两种营养素对宝宝的生长发育,特别是大脑和神经系统的发育十分有利。平时家里烹饪可选用加碘食盐,每周吃 1～2 次海带、紫菜、鱼、贝类等富含碘或 DHA 的食物。

哺乳期"吃什么饭,泌什么乳"吗

哺乳期妈妈不仅要完成产后恢复,还要分泌乳汁喂养宝宝,可能经常经历这样的场景:刚吃完饭,家人就端上一碗油花花的浓汤,自己实在喝不下去,但旁边总有人劝说:为了宝宝好,多喝点……感觉不喝就对不起孩子。那么,哺乳期的膳食真的只能是"汤汤汤、肉肉肉"吗?

 乳母膳食会影响乳汁吗

1. 多喝汤并不会多泌乳

营养状况良好的母亲,产后 6 个月内的泌乳量与婴儿的需求相适应(平均每天约 750 毫升),膳食一般不会明显影响乳汁分泌量。但乳母能量摄入严重不足可使泌乳量降低到正常的 40%～50%,短期内补充能量对泌乳量的改善十分有限。

2. 乳母膳食对乳汁成分影响较小

乳汁的来源包括哺乳期母体食物摄入、动用母体的营养储备和分解母体组织(如脂肪)。当乳母膳食营养摄入不足时,身体将动用母体营养储备来维持乳汁营养成分的恒定。因此,营养状况良好的乳母乳汁中营养素含量相对稳定,一般不会受膳食影响。不过,乳汁中的部分维生素、矿物质较依赖乳母膳食供应,如维生素 A、维生素 B_3(尼克酸)、硒、碘等。

乳母哺乳期能量和部分营养素的需要量比孕妇还多,膳食将直接影响乳母健康,保证充足且均衡的膳食至关重要。

 哺乳期每天怎么吃

1. 产后第 1 周母体较虚弱,不宜大补,宜选择较清淡、稀软、易消化的食物,之后可过渡到正常膳食。

2. 通过选择小份量食物、同类食物互换、粗细搭配、荤素双拼、色彩多样的方法,达到食物多样。

3. 每天膳食应包括谷薯类(包括全谷物)、蔬菜、水果、畜禽鱼蛋类、奶类、大豆及坚果六大类食物。

(1) 每天吃 150 克鱼、禽、瘦肉,再加一个鸡蛋,充足的蛋白质能促进乳汁分泌和产后身体恢复,也可适量吃一些大豆及其制品。

(2) 每周吃 1～2 次动物肝脏(总量 85 克的猪肝或 40 克鸡肝)。动物肝脏富含维生素 A,能促进宝宝的视觉、免疫功能等发育。

(3) 每天喝奶 300～500 毫升。

 哺乳期六大饮食禁忌

1. 禁烟酒。烟草中的尼古丁和酒精会通过乳汁进入宝宝体内,影响宝

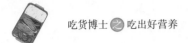

宝睡眠甚至神经和运动系统的发育。

2. 少吃高脂肪、高糖食物(如糖果、巧克力、薯片等)和熏烤食物,这些食物一般热量较高,营养素相对匮乏,甚至含有一些有害物质。

3. 少喝浓茶和咖啡,因为咖啡因可能会影响新生儿神经系统的发育。

4. 餐前不宜大量喝汤,避免食物总摄入量不足。

5. 忌只喝汤不吃肉。喝汤的同时要吃肉,保证摄入充足的营养素。

6. 应少喝浓油汤,避免影响乳母食欲和引起婴儿脂肪消化不良性腹泻。

哺乳期饮食对乳母和宝宝都至关重要,特别是乳母产后恢复,均衡饮食才是王道,拒绝简单粗暴的"肉肉肉"!

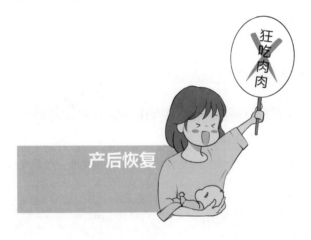

不要让母乳输给配方奶

周末同学聚会,恰巧有位同学刚升级为宝妈,生的还是双胞胎。聊到喂养,同学说要喂养两个宝宝,母乳实在不够,索性断了母乳,直接给宝宝喂配方奶,还向我介绍:她选择的配方奶科技含量高,不仅营养丰富,还添加了维生素 D、铁等母乳中缺乏的营养素,大有让配方奶代替母乳之势。听闻此番说法,我很诧异,毕竟她是个医学生啊,怎么能说出这种"虎狼之词"呢? 难道母乳喂养真的被配方奶打败了?

 母乳喂养是最正确的方式,没有之一

母乳是 0～6 月龄婴儿最理想的天然食物,除含有丰富的营养素和水分外,还含有丰富的免疫活性物质,能满足 0～6 月龄婴儿生长发育所需的全部营养,任何配方奶、动物奶等都无法替代。

特别是母乳中的免疫活性物质,很多是目前为止无法人工合成的。母乳喂养可以降低婴儿患感冒、腹泻、肺炎等疾病的风险,促进婴儿体格和大脑发育,降低母亲产后出血、乳腺癌、卵巢癌的发生风险。因此,母乳喂养是喂养宝宝的正确"打开方式"。世界卫生组织建议,宝宝 6 月龄内纯母乳喂养(不喂其他食物、液体,包括水),6 个月之后添加辅食,同时继续母乳喂养到2 岁。

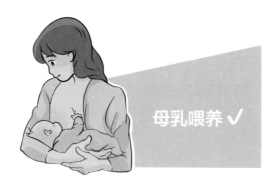

 配方奶营销是影响母乳喂养的一大原因

全球超过一半的婴儿,中国约 2/3 的宝宝没有充分享受到母乳喂养的益处。2021 年 5 月的世界母乳喂养周主题研讨会上,多名专家表示,配方奶营

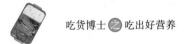

销是影响母乳喂养的一大原因。妈妈们接触相关讯息越频繁，对配方奶的态度就越积极，从而导致更多妈妈放弃母乳喂养而选择配方奶。还有观点认为，只要宝宝愿意喝、长得"好"，就是好的喂养方式。殊不知，这种不当的喂养方式可能增加宝宝以后超重、肥胖及其他慢性病的发生风险。

 妈妈早开奶，宝宝少生病

宝宝出生后喝第一口奶的时间至关重要。世界卫生组织指出，产妇宜在宝宝出生后1小时内哺乳。错过"黄金首小时"，婴儿发生感染的风险会增加。研究表明，与出生后1小时内开始母乳喂养的宝宝相比，更晚开始母乳喂养的宝宝更容易生病。此外，宝宝尽早吸吮也可促进母亲乳汁分泌，有助于持续母乳喂养。如果顺利分娩，妈妈和宝宝状态都好，在产房就可以开始给宝宝哺乳。开奶时间越早，对母婴双方就越有利。

最后，母乳喂养不容易，不是乳母一个人的事，需要家庭、社会的共同支持，尤其是家人要充分给予乳母精神和体力上的双重支持。

婴儿科学喂养宝典，新手爸妈请查收

作为新手爸妈的你，是否对如何喂养宝宝感到手足无措？不要担心，请查收这份科学喂养宝典。

婴儿期是指宝宝出生后6个月内，是生命早期1000天的重要窗口期，此阶段的良好营养和科学喂养对宝宝身心健康的影响将持续到成年期。此阶段婴儿需要完成从依赖妈妈获取营养到依赖食物获取营养的过渡，乳汁能够完全满足6月龄内宝宝能量、营养素和水的需要，是完成这一过渡最好的食物。此阶段宜纯母乳喂养，并注意以下要点。

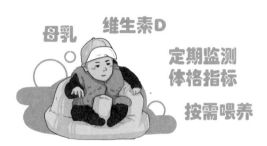

1. 出生 2 周后开始补充维生素 D

母乳中维生素 D 含量低,孕期储存的维生素 D 仅能维持宝宝 2 周左右的需要量,因此宝宝出生后 2 周左右应开始每日补充 10 微克维生素 D(相当于 400 国际单位)。

2. 不需要补充钙和维生素 A

纯母乳喂养能满足婴儿对钙和维生素 A 的需求,不需要额外补充。

3. 不需要喂水

母乳喂养过程中,有些人担心宝宝口渴,会给宝宝喂水。其实,母乳中 90% 以上都是水,完全可以满足 6 月龄内宝宝对水的需求,额外增加饮水反而可能增加宝宝肾脏的负担。

4. 定期监测婴儿体格指标

家长应密切监测婴儿生长状况。每月测一次宝宝的身长、体重、头围,根据国家卫生标准《7 岁以下儿童生长标准》(WS/T423 - 2022)判断宝宝是否得到正确、合理喂养。

5. 做到回应式喂养和按需喂养

及时识别宝宝饥饿及饱腹信号,尽快做出喂养回应,不强求喂奶次数和时间,根据宝宝进食意愿和需求喂养,逐渐建立良好的喂养规律。

6. 正确判断宝宝是否吃饱

正常情况下,哺乳时婴儿应有节奏地吸吮,并可听见明显的吞咽声。宝宝每天能得到 8～12 次较为满足的母乳喂养;出生后最初 2 天,每天至少排尿 1 次;出生后第 3 天开始,每 24 小时排尿应达到 6～8 次;每天能尿湿 5～6 个纸尿裤,可以说明喂养充足。

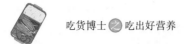
暂时不宜进行纯母乳喂养或母乳不足时,可在医生或专业营养师指导下选择适合 6 月龄内婴儿的配方奶喂养。切忌直接用普通液态奶、奶粉、蛋白粉、豆奶粉等进行喂养。

（扫码看视频）
婴幼儿喂养指南

宝宝的第一口辅食该是米糊，还是蛋黄

盼着盼着,宝宝满 6 月龄了,可以吃辅食啦!对 7～24 月龄的婴幼儿来说,母乳仍是重要的营养来源,但单一母乳喂养已经不能满足宝宝的需求,必须适当引入辅食。问题又来了,具有里程碑意义的第一口辅食到底该是米糊,还是蛋黄泥呢?

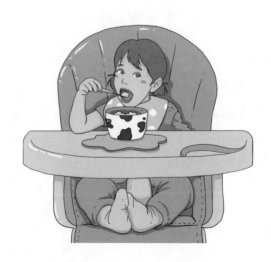

第一口辅食：富含铁的泥糊都可以

辅食添得好，宝宝没烦恼。辅食不仅能满足宝宝的营养需求，也能满足其心理需求，促进感知觉、心理及认知和行为的发展。母乳的含铁量很低，因此宝宝第一口辅食宜从富含铁的食物（如瘦猪肉、牛肉、肝脏、强化铁的婴儿米粉等）开始，制作成用小勺舀起时不会很快滴落的泥糊状。宝宝第一次吃辅食尝试几口就可以，随后几天逐渐增加摄入量，成为单独一餐。

食物多样，循序渐进

及时引入多样化食物。每次只添加一种食物，由少到多、由稀到稠、由细腻到颗粒，循序渐进地由泥糊状过渡到半固体、固体食物。每添加一种新的食物后，应让宝宝适应2～3天，再添加另一种。如有不良反应，应及时停止添加，等不良反应消失后再次尝试。在婴儿出生的第一年，辅食的食物种类越多，发生过敏的风险越低。

少加盐糖，保持原味

1岁以内的宝宝辅食应保持食物的天然味道，不加盐、糖，适当加油，不添加其他调味品。这是因为，该阶段宝宝的味觉、嗅觉还在形成过程中，淡口味食物有利于提高其对不同天然食物口味的接受度；同时，该阶段宝宝肾脏功能的发育尚不完善，摄入食盐可能会增加其肾脏负担。宝宝辅食应用新鲜、清洁的食物和水单独制作，煮透煮熟，避免高糖、高盐的加工食品，减少偏食、挑食的发生。1岁以后辅食要少盐、少糖，可逐渐尝试淡口味的家庭膳食。

采用回应式喂养

家长应采用回应式喂养，鼓励但不强迫宝宝进食。喂养过程中，父母要

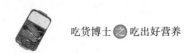

多观察交流,及时了解宝宝的需求,做出正确回应。根据宝宝月龄准备合适的辅食,辅食喂养时间最好与大人进餐时间一致,以便后期融入家庭进餐环境。宝宝进餐时不看电视、不玩玩具,每次进餐时间不超过 20 分钟。

 定期监测体格指标

每 3 个月测量一次宝宝的体重、身长、头围等体格生长指标,以确保其健康成长。家长应鼓励宝宝爬行和自由活动。

7~24 月龄婴幼儿每日膳食推荐摄入量

食物种类	7~9 月龄	10~12 月龄	13~24 月龄
奶类	≥600 毫升	600 毫升	500 毫升
肉禽鱼	25 克	25~75 克	50~75 克
蛋	1 个蛋黄	1 个鸡蛋	1 个鸡蛋
谷物类	20 克	20~75 克	50~100 克
蔬菜	25~100 克	25~100 克	50~150 克
水果	25~100 克	25~100 克	50~150 克
油	≤10 克	≤10 克	≤10 克

宝宝不吃盐,该怎么补碘

婴幼儿容易缺碘。碘缺乏会影响孩子的智力发育,轻则使大脑发育落后、智力低下、反应迟钝,重则导致克汀病,对儿童智力造成不可逆转的影响。

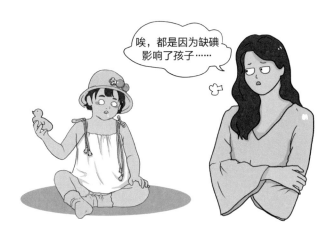

中国是碘缺乏病广泛流行的国家，大部分地区外环境中缺碘。为防治碘缺乏病，我国从 1994 年开始普遍实施食盐加碘政策。自此，食盐不仅是钠的载体，也成了碘的载体，在全民补碘、预防碘缺乏病中起着关键作用。

《中国居民膳食指南（2022）》建议，婴儿满 6 月龄起添加辅食，同时强调，7～24 月龄的婴幼儿辅食尽量不加盐、糖及各种调味品，保持其天然味道。

于是有些父母就担心：宝宝不吃盐，需要额外补碘吗？

0～24 月龄婴幼儿的碘推荐摄入量

月龄	碘推荐摄入量（微克/天）
0～6	85
7～12	115
13～24	90

 0～6 月龄纯母乳喂养，母亲需补碘

纯母乳喂养的宝宝，碘摄入全部来自母乳，此时母亲补碘尤为重要。当母亲碘摄入充足时，母乳碘含量可达到 100～150 微克/升，按我国乳母产后 6 个月内日平均泌乳量 750 毫升估算，每天母乳可提供 75～112.5 微克碘，能

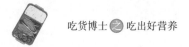

满足 0～6 月龄婴儿的需要。

7～24 月龄，增加含碘辅食

7～12 月龄婴儿每天摄入母乳量按 600 毫升估算，可从母乳中获得 60～90 微克碘。13～24 月龄幼儿每天摄入母乳量按 500 毫升估算，可从母乳中获得 50～75 微克碘。此时，仅靠母乳无法满足宝宝对碘的需求，可适当添加含碘辅食，海带、紫菜、鱼、贝类等富含碘的海产品都是不错的选择。每 100 克海带（鲜）、2.5 克紫菜（干）、0.7 克裙带菜（干）、30 克贝类、40 克海鱼可分别提供 110 微克碘。

如何计算配方奶的含碘量

如果不能母乳喂养或母乳不足，应选择配方奶作为母乳的补充。适用于不同月龄段婴幼儿、不同品牌的配方奶，碘含量有所不同。可查询配方奶的含碘量后，参照外包装上的推荐喂哺量进行冲调，根据宝宝每日摄入配方奶的量，计算其摄入的碘是否能满足每日需求。

学龄前儿童的饮食误区

学龄前期（2～6 周岁）是良好饮食行为和健康生活方式形成的关键期，也是生长发育的重要时期。学龄前儿童应该怎么吃呢？

学龄前儿童饮食核心推荐：

● 食物多样，规律就餐，自主进食，培养健康饮食行为。

- 每天饮奶,足量饮水,合理选择零食。
- 合理烹调,少调料、少油炸。
- 参与食物选择与制作,增进对食物的认知和喜爱。
- 经常户外活动,定期体格测量,保障健康成长。

食物种类		粮谷类	薯类	蔬菜类	水果类	鱼禽蛋肉(含动物内脏)	奶	大豆	坚果	烹调油	加碘食盐	饮水量
推荐摄入量(克/天)	2~3岁	75~150	适量	100~200	100~200	100~125	350~500	5~15	/	10~20	<2	600~700
	4~6岁	100~150	适量	150~300	150~250	100~125	350~500	15~20	适量	20~25	<3	700~800

相比于 2 岁以下婴幼儿,学龄前儿童会提出自己的饮食需求,喂养看起来更容易了,但实际上还是有很多"一看就会,一做就废"的陷阱。

误区 1:正餐和加餐安排不当

学龄前儿童胃容量小,可在三餐之外加餐两次,上、下午各 1 次,晚餐时间比较早时,可在睡前 2 小时加餐 1 次。在食物的选择上,正餐应以谷薯类为主,再加上充足的蔬果以及适量的鱼禽蛋肉类。加餐可以选择水果、坚果和奶制品,合理搭配。正餐、加餐分开,晚间加餐不宜选择甜食,以预防龋齿。

误区 2:果汁、饮料代替白开水

学龄前儿童应足量饮水,每天饮水 600～800 毫升,以白开水为主,少量多次饮用(上、下午各 2～3 次),不喝或少喝含糖饮料。

误区 3:"不择手段"地喂养

家长应为学龄前儿童提供固定的就餐座位,避免追着喂;让孩子定时、定量进餐;培养孩子自己使用筷、匙进食的习惯,不强迫喂食;避免孩子边吃边玩、边吃边看电视等行为;引导其细嚼慢咽但不拖延,半小时内吃完。

误区 4:"诱导"挑食、偏食

家长应避免以食物作为奖励或惩罚的措施。若孩子挑食、偏食,家长可变换烹调方法或盛放容器,如将蔬菜切碎、将瘦肉剁碎、将多种食物制作成包

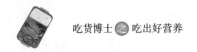

子或饺子等,也可重复小份量供应;鼓励孩子参与家庭食物的选择、购买和制作。

误区 5:随意吃零食

零食作为学龄前儿童膳食中必不可少的部分,也是大有讲究的。首先,零食量不宜多,以不影响正餐食欲为宜。其次,孩子进食零食前要洗手,吃完漱口,睡前 30 分钟内不吃零食。

学龄前儿童宜选择和限制食用的零食

推荐	限制
新鲜水果、蔬菜(黄瓜、番茄等)	果脯、果汁、果干、水果罐头
奶及奶制品(液态奶、酸奶、奶酪等)、鸡蛋(煮鸡蛋、蒸蛋羹等)	乳饮料、冷冻甜品类食物(冰激凌、雪糕等)、含糖饮料(碳酸饮料、果味饮料等)
谷类(馒头、面包、玉米等)、薯类(紫薯、红薯、土豆等)	膨化食品(薯片、虾条等)、油炸食品(油条、麻花、油炸土豆等)、奶油蛋糕
新鲜禽畜肉、鱼肉	咸鱼、香肠、腊肉、肉罐头
豆类及豆制品(豆腐干、豆浆等)	烧烤类食品
原味坚果(可磨碎食用)	高盐坚果、糖浸坚果

"儿童食品"真的更适合儿童吗

在"再穷不能穷教育,再苦不能苦孩子"思想的洗礼下,爸爸妈妈们为孩子花钱几乎到了"只买贵的,不管对不对"的程度。近年来,市场上涌现了很多冠以"儿童"二字的食品,如儿童酱油、儿童面条、儿童饼干等。商家在宣传时,都会高喊"更适合儿童营养需要"的口号,同时也会标上比普通同类食品更高的价格，来"收割"爸爸妈妈们的钱袋子。那么，儿童食品真的更营养吗？

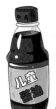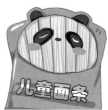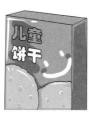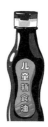

我国并无儿童专用食品国家标准

我国并无儿童（36月龄以上）食品国家标准，所谓"儿童食品"其实都是一些企业自说自话。以儿童酱油为例，在网购平台上销量较高的几款儿童酱油都宣称"低钠""减盐"。但实际上，这些商家宣称的"低钠"，远远达不到国家对"低钠食品"的要求。根据国家标准GB/T23789-2009，只有钠含量≤120毫克/100毫升的，才能称作低钠食品，而这些"儿童酱油"钠含量远超该标准。也就是说，所谓"低钠""减盐"的"儿童酱油"本质上只是商家自己贴上的标签。

《中国居民膳食营养素参考摄入量（2013版）》推荐4～6岁儿童每日摄入钠900毫克，而这些"儿童酱油"钠含量为约400毫克/10毫升，家长们可能会因"低钠""减盐"的宣传口号而降低警惕性，在烹饪时加多，不仅导致儿童钠摄入过多，还会无形中培养儿童"重口味"的饮食习惯，从而增加后期高血压等疾病的发生风险。

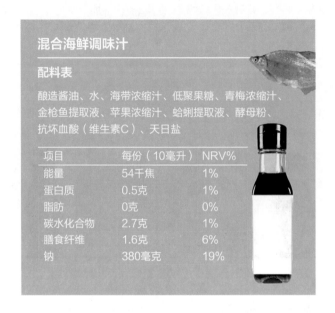

混合海鲜调味汁

配料表

酿造酱油、水、海带浓缩汁、低聚果糖、青梅浓缩汁、
金枪鱼提取液、苹果浓缩汁、蛤蜊提取液、酵母粉、
抗坏血酸（维生素C）、天日盐

项目	每份（10毫升）	NRV%
能量	54千焦	1%
蛋白质	0.5克	1%
脂肪	0克	0%
碳水化合物	2.7克	1%
膳食纤维	1.6克	6%
钠	380毫克	19%

婴幼儿食品有国家标准，买前要看产品标准号

　　当然儿童食品也并非全无必要。我国对36月龄内婴幼儿食品做了严格规范，选择符合食品安全国家标准的婴幼儿食品更放心。婴幼儿配方奶和辅食具有相对应的国家标准，包括《食品安全国家标准　婴儿配方食品》（GB10765－2021）、《食品安全国家标准　较大婴儿配方食品》（GB10766－2021）和《食品安全国家标准　幼儿配方食品》（GB10767－2021），分别适用于0～6月龄、6～12月龄和12～36月龄正常婴幼儿。另外还有《食品安全国家标准　婴幼儿谷类辅助食品》（GB10769－2010）、《食品安全国家标准　婴幼儿罐装辅助食品》（GB10770－2010）和《食品安全国家标准　辅食营养补充品》（GB22570－2014）等。大家在购买婴幼儿食品时应注意查看产品标准号一栏，如果执行这些标准，就比较适合相应月龄的宝宝，否则就要谨慎购买。

　　综上所述，36月龄内婴幼儿配方奶粉和辅食均有相应的食品安全国家标准，符合国标规范的更适合此阶段孩子。但对于36月龄以上"儿童专用"的食物，目前没有特殊国家标准。因此，以更高的价格购买所谓的"儿童食品"，不一定能达到"更适合儿童营养需要"的效果。

儿童奶酪是"智商税"吗

牛奶及其制品一直被各国膳食指南推荐，备受人们青睐。近年来，市场上涌现了各种各样的奶酪（也称芝士、干酪）及其制品，儿童奶酪也在各个超市、便利店的冰柜拥有了自己的一席之地。关于儿童奶酪，你了解多少呢？

 奶酪的分类和生产工艺

● 干酪：通常是指对达标的原料乳进行预处理（杀菌、添加发酵剂、调整酸度等）后加入凝乳酶，使乳蛋白质凝固、乳清析出，再压榨成块状，经过或不经过后发酵成熟而制成的产品。加工过程中可添加一些有特定风味的其他食品原料，如白砂糖、大蒜、辣椒等，但添加量不超过 8%。

● 再制干酪：以干酪（比例大于 15%）为主要原料，添加水、乳化盐等其他原料，经过加热、搅拌、乳化等工艺制成。

 儿童奶酪真的更健康吗

目前没有所谓"儿童奶酪"的食品安全国家标准，这些说法都是商家针对消费者设计的噱头，所以儿童奶酪并不是更营养、健康奶酪的代名词。那么，市面上所谓的儿童奶酪又有什么特点呢？

1. 销量较高的儿童奶酪中约八成以上为再制干酪。而再制干酪的原料仅仅要求干酪比例不低于 15%，绝大多数产品原料中占比最大的是水（排在配料表第一位），能量和营养物质都被稀释了，营养密度较低，而且相比于天

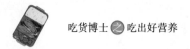

然奶酪,再制干酪在加工过程中还添加了不少盐,因此钠含量较高。

2. 大部分儿童奶酪含有较多添加剂。很多商家为追求更好的口感,满足儿童的饮食偏好,会在儿童奶酪中添加糖类、果酱、食用香精等食品添加剂。

3. 部分儿童干酪中会添加一些营养素(如钙、维生素 A、维生素 D 等),但这些营养素的需求可通过平衡膳食满足。

面对市面上形形色色的奶酪和奶酪制品,该如何选择呢?

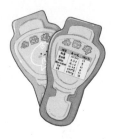 **会挑会选**
会看标签

 奶酪选购小秘籍

- 天然干酪优于再制干酪。
- 配料表应简单干净,第一位是乳类。
- 营养成分表中蛋白质含量不低于 10 克/100 克。
- 碳水化合物含量低(0 最好)。
- 钙含量高、钠含量低(即钙钠比越高越好,大于 5 就算是优秀)。

远离这些误区,孩子身体好、学习好

很多人觉得孩子"养得胖",才叫"养得好",真的是这样吗?

当然不是,孩子胖≠养得好,合理膳食更重要。

学龄儿童是指6周岁到不满18周岁的未成年人。他们正处于生长发育的关键阶段,要保证能量和营养素的摄入量,但也要警惕营养过剩。近年来,我国学龄儿童超重肥胖率持续上升,高血压、糖尿病等疾病逐渐低龄化。

 学龄儿童饮食核心推荐

- 主动参与食物选择和制作,提高营养素养。
- 吃好早餐,合理选择零食,培养健康饮食行为。
- 天天喝奶,足量饮水,不喝含糖饮料,禁止饮酒。
- 多户外活动,少视屏时间,每天60分钟以上的中高强度身体活动。
- 定期监测体格发育,保持体重适宜增长。

误区1:早餐太"糊弄"

对于早起上班的家长来说,为孩子准备一顿丰盛的早餐已成奢望。很多家庭的早餐可能是用油条、手抓饼、粢饭团等高油、高糖、营养素单一的食物凑合,有的甚至忽略早餐……

学龄儿童处于体格和智力发育的重要阶段,早餐的营养很重要。记好这个早餐公式,让你轻松做好营养早餐。

早餐=主食类+高蛋白质类+果蔬类

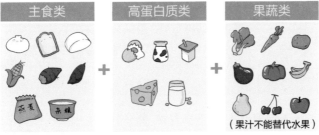

早餐公式

主食类	高蛋白质类	果蔬类

(果汁不能替代水果)

误区2:用含乳饮料替代牛奶

含乳饮料不可代替牛奶。含乳饮料是以乳或乳制品为原料,加入水及适

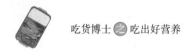

量辅料经配制或发酵而成的饮料制品。生活中常见的含乳饮料有儿童早餐奶等。含乳饮料只是饮料的一种,含奶量非常低,蛋白质等营养成分含量远低于纯牛奶。纯牛奶和鲜奶的蛋白质含量≥2.9克/100克;而含乳饮料的蛋白质含量只需≥1.0克/100克即可;乳酸菌饮料只需≥0.7克/100克。

学龄儿童每天应至少摄入300毫升液态奶或下表替换量。

牛奶	酸奶	奶粉	奶酪
300毫升	300毫升	37.5克(6～8平勺)	30克(约两个大拇指大小)

误区3:不让孩子吃零食

零食当然可以吃,没有零食的童年是不完整的。但要注意选择健康的零食,如新鲜水果、原味坚果及奶制品等。对其他零食,家长购买时要看看配料表,如果糖、盐、脂肪含量太高,则不宜买给孩子。如果孩子实在嘴馋,可以购买一些低GI的小零食或无额外添加物的果干。

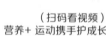

(扫码看视频)
营养+运动携手护成长

老年人吃得好,才有力气跳广场舞

很多老年人操劳一辈子,好不容易"熬"到退休,正想好好享受生活,可还没出门,营养不良和慢性病就"找上门"了。这时,就有人说:年纪大了,吃得少了,瘦一些好,不容易得"三高";年纪大了,不能吃太多,消耗不掉都是负担……其实,上了年纪,更应该吃得健康、吃得合理。

65～79 岁的老年人,饮食应更加丰富多样,特别是多吃易于消化、吸收、利用,且富含优质蛋白质的动物性食物和大豆类制品。

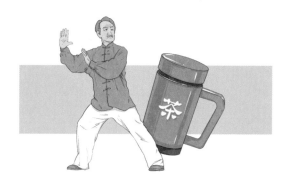

1. 食物品种多,优质蛋白足

主食种类应经常换,可选择杂粮米饭、馒头、面条、玉米、红薯等。餐餐有蔬菜,因为不同品种蔬菜所含营养成分差异较大,多选深色叶菜,不同蔬菜搭配食用。水果换颜色,每种吃的量少些,种类多些,不应用蔬菜代替水果。动物性食物经常换种类,包括鱼、虾、贝等水产品,畜、禽肉、蛋及动物内脏等。每天适量饮用牛奶、酸奶等奶制品,炖肉、做汤时可放点豆制品。每天至少摄入 12 种食物。

2. 户外多活动,控制好体重

生命在于运动,老年人应每天去户外走一走,跳跳舞、踢踢腿、晒晒太阳、打打拳,在天气晴朗时,到户外进行散步、快走、太极拳、八段锦等动作缓慢、柔和的运动。老年人应关注体重变化,保持适宜的 BMI(20.0～26.9 千克/米²),以延缓肌肉衰减。广场舞是中国特色的老年人运动项目,对老年人的健康非常有益,可惜跳广场舞的女性多、男性少。广大奶奶们,相信你们运动的目的一定不是为了更好地照顾那个因不运动而体弱多病的老伴。想让老伴的身体和自己一样好,不妨带着他一起跳广场舞。

3. 饮水要主动,首选温开水

老年人宜每天饮水 1 500～1 700 毫升,少量多次,主动饮水,每次 1 小杯即可,可在清晨喝 1 杯温开水,运动前后也需要喝点水,不应在感到口渴时才喝水。饮水首选温热的白开水,也可泡一壶淡茶慢慢品。

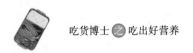

4. 心情很重要,陪伴更健康

年轻人多陪伴老年人,老年人多聚一聚,有助于使老年人保持心情愉悦、感受关心与支持。老年人可将饮食作为生活中一项重要的内容,和家人一起制作食物,在饭桌上一起探讨食物的营养和重要性,享受餐食带来的美味和乐趣。

最美不过夕阳红,高龄老人这样吃

高龄老人(通常指 80 岁以上的老年人)往往因味觉、嗅觉、消化、吸收能力降低导致营养不足,因此更需要能量和营养密度高、品种多样的食物。科学合理的饮食能满足老年人对多种营养素的需求,减少相关疾病的发生,延缓衰老,增强他们应对社交和生活环境发生巨大变化的能力,使他们健康长寿。

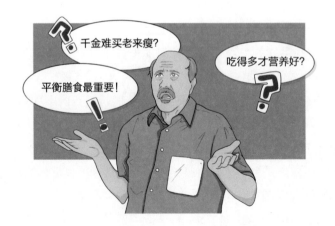

除一般老年人饮食的注意事项外,高龄老人还应注意这些要点。

1. 吃好三餐,规律进餐

高龄老人应意识到,一日三餐不仅是物质上的追求,更是精神上的抚慰。

三餐可以如下安排：

餐次	时间推荐	食物推荐
早餐	6：30～8：30	1 个鸡蛋 1 杯牛奶 1 碗肉末粥或肉包、馄饨等主食
午餐	11：30～12：30	1～2 种主食 1～2 种蔬菜 1～2 种畜禽肉或鱼虾 1 种豆制品
晚餐	17：30～19：00	同上

2. 少食多餐，要吃饱

高龄老人肠胃功能不好或食欲不佳时，可以少食多餐，宜采取"三餐两点"或"三餐三点"的方式，饿了就吃，一天的加餐与正餐食物尽量不重样。

3. 巧加工，食物细软易消化

高龄老人宜选择质地细软的食物，多采用炖、煮、蒸、烩、焖、烧等烹调方式。饭菜应煮软、烧烂，如主食选择软饭、稠粥、细软的面食，动物性食物切小、切碎、切丝或制成馅，黄豆制成豆制品，坚果、杂粮研磨成粉末或小颗粒等。有咀嚼、吞咽障碍的高龄老人可选择软食、半流质或糊状食物，液体食物应适当增稠。

4. 合理使用营养补充剂

当膳食摄入不能满足营养需求时，老年人可在医生或专业营养师的指导下，适当使用特医食品和营养补充剂等，以改善营养状况，维护身体功能，提高生活质量。

5. 定期测体重，评估营养状况

高龄老人每个月应至少称 2 次体重，并作记录以便比较。体重秤要放在平整且不会晃动的地方，早起排尿、排便后穿轻便衣物进行称量。无法测量体重时，可通过间接方法来评估，如衣物是否比以往宽松、小腿腿围是否变细等。体重过轻或近期体重下降的老年人，可采用微型营养评估简表进行医学营养评估。

微型营养评估简表(MNA-SF)

指标	0分	1分	2分	3分	评分
食欲及食物摄入	严重减少	减少	没减少		
体重减少	>3千克	不知道	1~3千克	无	
活动能力	卧床或轮椅	能下床但不能外出	能外出活动		
近3个月心理压力或急性疾病	有		无		
精神状况	重度痴呆或抑郁症	轻度痴呆	没有		
BMI/(千克/米²)	<19	19~21	21~23	>23	
小腿围(厘米)	<31			>31	
评价标准:12~14分——营养正常;8~11分——营养不良风险;0~7分——营养不良					

注:不能获得 BMI 时,用小腿围代替。

　　注重膳食营养,有助于改善老年人的营养状况、维护身体功能、提高生活质量,愿每个人都能拥抱健康美满、幸福快乐的老年生活。

解读"肌"密,预防肌少症

　　人体衰老显著的表现之一是肌肉丢失、力量降低,到一定程度就会出现肌少症。肌少症会导致跌倒、骨折、残疾和死亡等,严重危害老年人健康。中国 60 岁以上人群肌少症的患病率为 9.8%。可以说,如果不及时干预,几乎每个老年人都有可能患肌少症。

 ## 肌少症简易自查

　　老年人可使用简易五项评分问卷(SARC-f)进行自我评估,≥4 分即提示可能存在肌少症,需要及时就诊。

简易五项评分问卷(SARC-f)量表

序号	监测项目	具体项目	计分方式	得分
1	力量	搬运4.5千克重物是否困难(相当于5升食用油)	无困难:0分	
			偶尔有:1分	
			经常或完全不能:2分	
2	行走	步行走过房间是否困难	无困难:0分	
			偶尔有:1分	
			经常或完全不能:2分	
3	起身	从床上或椅子起身是否困难	无困难:0分	
			偶尔有:1分	
			经常或完全不能:2分	
4	走楼梯	走上10阶楼梯是否困难	无困难:0分	
			偶尔有:1分	
			经常或完全不能:2分	
5	跌倒	过去一年跌倒次数	从没:0分	
			1~3次:1分	
			≥4次:2分	
总分				

　　肌少症没有特效药,强化营养配合多样化运动是预防和治疗的重要方法。

 防治肌少症,可以这样吃

1. 摄入足量优质蛋白质

　　充足的蛋白质能刺激肌肉蛋白质合成、保持肌肉质量,预防肌少症。身体较健康的老年人,每天需要摄入1.0~1.5克蛋白质/每千克体重。例如:65千克的老年人每日需要摄入蛋白质60~90克,换算成食物就是总量120~200克的鱼、瘦肉和蛋。

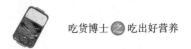

肉类40克~50克

50克瘦肉
（脂肪5%~10%）　　50克瘦肉
（脂肪5%~10%）

25克五花肉
（脂肪40%~58%）　　50克五花肉
（脂肪40%~58%）

鱼类40克~50克

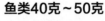

50克三文鱼　　　50克三文鱼　　　90克草鱼
（可食部50克）

65克带鱼段
（可食部50克）　　65克带鱼段
（可食部50克）

2. 补充 n‑3 多不饱和脂肪酸

n‑3 多不饱和脂肪酸在豆油、亚麻籽油等植物油和三文鱼、金枪鱼等油鱼类中含量较高。其对肌肉蛋白质的合成有很强的促进作用,配合一定量的抗阻运动,能使肌肉蛋白质的合成"事半功倍"。

3. 补充维生素 D

维生素 D 对老年人肌肉质量、体力活动能力非常重要,宜通过晒太阳或户外活动获取内源性维生素 D,每次日晒时间为 5~30 分钟,每周 3 次;也可通过多吃海鱼、动物肝脏、蛋黄等食物补充外源性维生素 D。

4. 多吃蔬果

应多吃深色蔬菜、水果及豆类等富含抗氧化营养素的食物,以减少肌肉有关的氧化应激损伤。

5. 口服营养补充剂

饮食摄入不足或有吞咽困难的老年人宜补充口服多维元素片、蛋白粉、HMB 等营养补充剂。

 防治肌少症,运动不可少

抗阻训练与有氧运动联合,对老年人肌少症的防治很有效。老年人每天宜进行累计 40~60 分钟中高强度运动(如快走、慢跑),其中抗阻运动 20~30

分钟,每周不少于 3 天。如果老年人做不到,也应避免长时间静坐或躺卧,动起来最重要,不强求运动强度。短距离步行、上下楼梯、跳广场舞等均可降低肌少症的发生风险。当然,运动量不宜过大,最好在专业人士指导下进行,以免造成运动损伤。

"肌"不可失,让我们一起行动起来,预防肌少症!

老年疾病"双胞胎"——肌少症与骨质疏松症应同防

73 岁的王大爷天天晨练,最近不小心摔了一跤就骨折了,保守治疗效果一直不好。医生经过仔细检查发现,他不仅有骨质疏松症,还患有肌少症。大量研究表明,老年人骨折一年内死亡率可达 20%,致残率达 50%,80% 的患者无法生活自理,骨折与肌量减少、肌力下降、骨量减少、跌倒增加密切关联,肌少-骨质疏松症是导致骨折的重要危险因素之一。

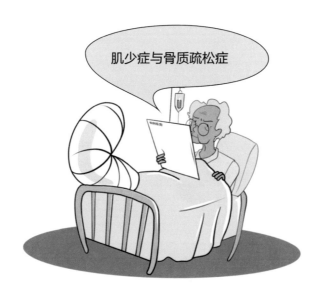

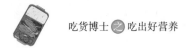

 什么是肌少-骨质疏松症

肌少-骨质疏松症,顾名思义就是患有肌少症的同时也患有骨质疏松症。肌少症是一种涉及骨骼肌衰退、肌肉力量降低、肌肉功能减退的疾病,而骨质疏松症则是一种由于骨密度和骨质量下降,骨微结构破坏,导致骨折风险增加的全身性骨病。患有骨质疏松症的老年人往往也会有肌少症,而患有肌少症的患者更容易骨折,两者可谓"狼狈为奸"。

 "本是同根生",需要一起防

肌少症与骨质疏松症有共同的病理机制,受多种共同因素影响。肌肉细胞和骨骼细胞在发育初期来源于同一种细胞——间充质祖细胞。成熟后,两者相互影响,不仅是位置上的"邻居",在某些基因表达上也非常相似,并且受同样的内分泌激素调节。肌少症与骨质疏松症之间可互为因果,肌肉量下降会导致并加速骨质疏松症的发生发展,而骨骼强度降低也会促使肌肉形态的萎缩和功能退化。两者会相互作用,形成恶性循环。因此,老年人要同时预防肌少症和骨质疏松症。

首先,老年人应养成良好的饮食习惯,多吃优质蛋白质,补充钙和维生素D。

常见动物性食品的维生素D含量

食品	含量(IU/100 克)	食品	含量(IU/100 克)
黄油	35	沙丁鱼	1 500
干酪	12	小虾	150
鳕鱼	85	牛奶	0.3～4
奶油	50	牛肝(生)	9～40
蛋黄(每个)	25	小牛肝(生)	0～15
大比目鱼	44	猪肝(生)	40
鲭鱼	120	鸡肝(生)	50～65
鲑鱼(罐头)	220～440	羊肝(生)	20

其次，老年人要坚持进行适合自己的运动，尤其是适当增加抗阻训练、抗阻与有氧运动联合训练以及平衡运动（如太极拳、八段锦等），平时也可以经常进行下图所示的简单训练。

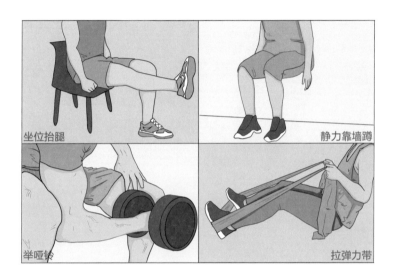

坐位抬腿　　　静力靠墙蹲　　　举哑铃　　　拉弹力带